AF227208

LA MÉDECINE

DES

ACCIDENTS DU TRAVAIL

"ÉTUDES PROFESSIONNELLES"

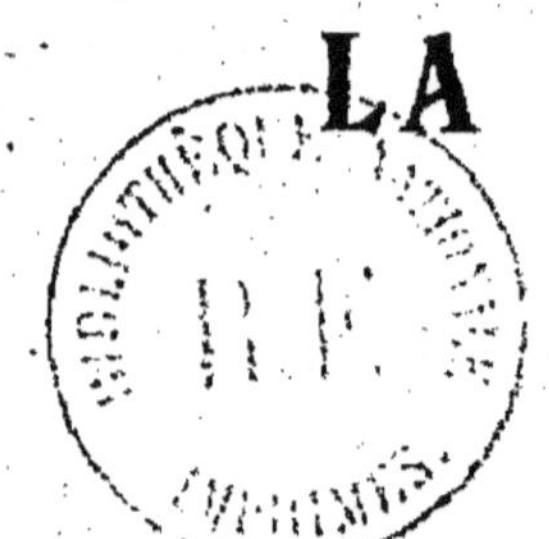

LA MÉDECINE

DES

ACCIDENTS DU TRAVAIL

—

DEUXIÈME ÉDITION, REVUE ET COMPLÉTÉE

—

PARIS

LIBRAIRIE DU "MONDE MÉDICAL"

15-17, Rue du Docteur-Blanche

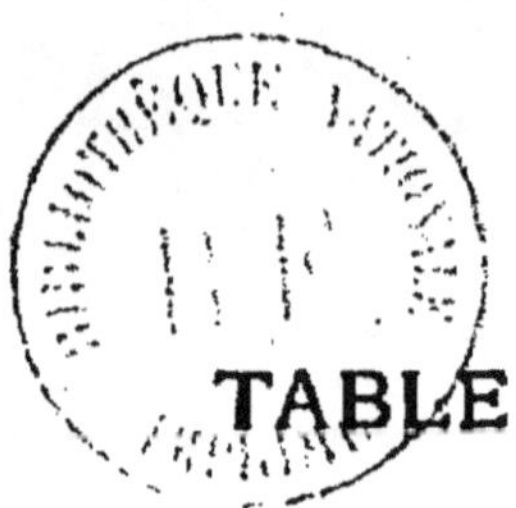

TABLE DES MATIÈRES

DEUXIÈME PARTIE

Pratique Médico-Légale

TROISIÈME PARTIE

Intérêts Professionnels

La Médecine

des

Accidents du Travail

PRÉAMBULE

La loi du 9 avril 1898, qui a fait entrer dans notre droit civil des principes nouveaux, a créé, du même coup, une spécialité médicale nouvelle : *la médecine des accidents du travail* (1). Ce département, acquis depuis treize ans (1er juillet 1899) aux sciences médicales, a, maintenant, ses auteurs, ses périodiques, ses congrès. Mais, il n'est pas devenu le domaine réservé de quelques membres du Corps médical. D'une part, en effet, la somme de connaissances professionnelles nécessaire pour donner un avis autorisé sur tous les cas n'appartient à aucun, certains cas pouvant exiger une compétence particulière dans telle ou telle branche de la pratique médicale (ophtalmologie, neurologie, etc.) ; d'autre part les circonstances peuvent appeler tout médecin, aussi bien à fournir un certificat ou un rapport d'expertise sur un accident du travail, qu'à traiter la victime de cet accident ; rien n'est plus démonstratif, à cet égard, que la

---

(1) Nous désignons ainsi la *médecine légale* des accidents du travail. La même expression a été réservée, par certains auteurs, aux quelques particularités que peut comporter la thérapeutique de ces accidents. Nous ne voyons pas là une thérapeutique spéciale.

statistique. Le nombre des accidents du travail déclarés en 1909, par exemple, dans les professions soumises à la loi (sauf les mines et les chemins de fer), s'est élevé à 383.249 (1). Le nombre des cas qui ont donné lieu à une ordonnance ou à un jugement, pendant l'année 1910, est de 30.266 (2). Ces chiffres donnent une idée de l'importance du nombre de certificats et de rapports demandés aux médecins. Enfin, il n'est pas douteux que les notions juridiques, nécessaires à la pratique de la médecine légale des accidents, ne soient à la portée de tous.

Nous devons donc souhaiter, dans l'intérêt de notre profession, que chacun de ses représentants, d'abord, prenne connaissance des dispositions législatives, des règlements administratifs et des décisions jurisprudentielles qui s'appliquent aux accidents du travail ; puis, qu'il se tienne au courant des découvertes médicales qui permettent d'étudier avec plus de clairvoyance les questions d'accidents et de les résoudre avec plus de justesse. Les Facultés, en dehors de l'initiative de quelques agrégés (M. RÉMY, M. THOINOT), se sont peu préoccupées, jusqu'ici, de préparer les jeunes praticiens à la médecine légale des accidents. Il ne nous semble pas nécessaire qu'un enseignement spécial soit institué à cet effet, mais il est de toute évidence, croyons-nous, que les élèves auraient grand profit à trouver, à la suite des leçons cliniques telles qu'elles leur sont faites dans les hôpitaux, et à côté des indications thérapeutiques, médicales et chirurgicales, particulières à chaque cas, les considérations médico-légales qui s'y rattachent, et l'occasion se présenterait souvent. On ne ferait pas envisager à l'élève tous les cas possibles, mais on lui apprendrait à examiner sérieusement, à réfléchir et à appliquer ses connaissances

---

(1) *J. off.*, 1ᵉʳ février 1911.
(2) Huitième rapport (pages 12 et suiv.) sur l'application de la loi du avril 1898. (Berger-Levrault, 1911).

médicales, avec sagacité, aux exigences des opérations judiciaires. Cette pratique louable est, du reste, depuis longtemps, celle des maîtres de la Clinique mentale, qui n'ont jamais négligé, dans leurs leçons, de compléter par une étude médico-légale l'examen des malades qu'ils présentaient à leurs élèves.

La nécessité, qui s'impose, à l'heure actuelle, à tout médecin, de compléter son éducation professionnelle par l'étude de la médecine des accidents, crée un devoir au *Monde Médical* : celui d'aider dans cette tâche le praticien, en recueillant les documents qui ont paru, au jour le jour, depuis treize ans, dans divers ouvrages et périodiques et en condensant les notions récemment acquises; celui d'offrir un résumé, aussi complet que possible de la médecine des accidents, au médecin qui ne peut facilement consulter les publications nouvelles, ni consacrer de longs moments à ses lectures.

Nous nous proposons donc d'exposer dans cet ouvrage, en termes concis, mais avec un grand souci de clarté et de précision, l'ensemble des connaissances médico-légales applicables aux accidents. Nous analyserons, d'abord, les articles des lois, règlements et circulaires sur les accidents du travail, qui ont un intérêt pour le médecin. Nous résumerons ensuite les données, fournies par l'étude nosographique des maladies chirurgicales et médicales, qui sont susceptibles d'éclairer le médecin-expert dans les questions d'accidents. Nous classerons nos connaissances sur ce sujet, dans le cadre où le médecin est habitué à trouver les souvenirs de ses études et de son observation. Ainsi nous serons amenés à nous occuper successivement des plaies et de leurs complications, des lésions traumatiques du squelette et des muscles, des maladies viscérales d'origine traumatique (tuberculose pulmonaire, cardiopathies, hernies, etc.), des maladies du système nerveux (encéphalites, maladies mentales;

névroses, etc.), des affections des organes des sens. Nous allégerons cet exposé de toutes les notions que possède le médecin, du fait de ses études antérieures, et cela nous permettra d'être brefs. Pour chaque cas pathologique, nous indiquerons les détails utiles à la rédaction des certificats et rapports et les questions particulières que ce cas peut soulever (simulation, évaluation de l'incapacité consécutive, etc.). Enfin, nous consacrerons un dernier chapitre aux conséquences de la loi de 1898 qui se manifestent dans l'exercice de notre profession (déontologie, honoraires, hospitalisation, etc.).

Au cours de cette étude sommaire, nous aurons l'occasion de donner des indications bibliographiques, que nous pensons devoir être utiles à un certain nombre de nos lecteurs. Nous ferons leur place aux publications juridiques et économiques, soucieux de servir, aussi, ceux de nos confrères qui s'intéressent aux lois ouvrières, et qui consacrent au progrès social une part de leur intelligence et de leur activité.

PREMIÈRE PARTIE

LÉGISLATION DES ACCIDENTS DU TRAVAIL

Historique. — Lois complémentaires. — Principes de la loi. — Domaine de la loi. — Effets médicaux et effets juridiques des accidents. — Procédure dans les affaires d'accidents. — Les Interventions au cours de la Procédure.

HISTORIQUE DE LA LOI DE 1898

Dans le rapport qu'il a présenté au Congrès international des accidents du travail en 1900, l'éminent directeur de l'Assurance et de la Prévoyance sociales au Ministère du Commerce, M. PAULET, exposait dans les termes suivants l'historique de cette législation.

« S'il pouvait suffire qu'une idée neuve se fît jour pour conquérir l'opinion et se traduire en prescriptions législatives, il y a longtemps que la France serait en possession d'une législation sur les accidents du travail.

« Dès 1848, un membre du Gouvernement, qui avait été Ministre de la Justice sous la Monarchie de juillet, qui avait longtemps présidé avec éclat le Comité de législation du Conseil d'État, qui pouvait parler en jurisconsulte autant qu'en politique, VIVIEN, n'hésitait pas à reconnaître, à formuler et à sanctionner, comme Ministre des Travaux publics, par des mesures administratives, le principe du *Risque professionnel*, sur lequel devaient, plus tard, s'étayer les législations modernes en matière d'accidents du travail.

« Il déclarait, dans les considérants de son arrêté du 15 décembre 1848, qu'il entendait « assurer aux ouvriers employés dans le service des travaux publics et, le cas échéant, à leurs familles les secours dont ils pourraient avoir besoin par suite d'accidents survenus ou de maladies contractées dans les travaux », et il ajoutait, pour motiver sa décision, que « les soins et les secours à donner aux ouvriers, en cas de maladies ou d'accidents éprouvés pendant les travaux, constituent *une charge réelle des entreprises, une dette imposée par les règles du droit* aussi bien que par la loi de l'humanité ».

Et lorsque, plus de trente ans après, le Parlement fut enfin saisi de propositions destinées à faire passer l'idée du risque professionnel du domaine restreint des entreprises de travaux publics dans le domaine de la législation générale, l'une de ces premières propositions, présentées en 1882 par M. Félix FAURE, proclamait la même théorie : « C'est, à notre avis, en matière de travail, écrivait M. Félix FAURE, une idée erronée de subordonner à la preuve de la faute la réparation du dommage causé par un accident : dans la plupart des cas, il n'y a, à proprement parler, ni faute du patron, ni faute de l'ouvrier. Tout travail a ses risques; les accidents sont la triste, mais inévitable conséquence du travail même ».

Mais, pour mettre en œuvre et en action l'idée ainsi formulée de vieille date, il a fallu les lentes élaborations des Commissions parlementaires...

Nous résumons, ci-après, la longue série des travaux législatifs qui se sont succédé pendant une vingtaine d'années avant d'aboutir à la *loi du 9 avril 1898, concernant les responsabilités des accidents dont les ouvriers sont victimes dans leur travail* (1).

Des propositions et des projets de loi très divers ont occupé le législateur depuis la première proposition de M. Martin NADAUD, déposée le 29 mai 1880, laquelle formulait le principe du renversement de la preuve, en matière d'accidents du travail. Ce furent jusqu'au premier vote de la Chambre, le 23 octobre 1884, les propositions de

---

(1) *Journal officiel* du 10 avril 1898. V. *Recueil de documents sur les accidents du travail, réunis par le Ministère du Commerce*, n° 1, *lois, règlements, et circulaires*, novembre 1911. Nous désignerons ainsi : *Rec.* 1, cet important recueil de documents.

MM. Georges GRAUX (29 novembre 1881), REMOIVILLE (13 décembre 1881), Alfred GIRARD (10 janvier 1882), PEULEVEY (14 janvier 1882), Maurel (21 janvier 1882), Félix FAURE (11 février 1882) et Henry MARET (7 mars 1882). Le texte voté en 1884 ne put venir en deuxième délibération, par suite de la clôture de la législature. Le 24 mars 1885, M. ROUVIER, Ministre du Commerce, déposa un projet de loi qui fut voté en première délibération. Le texte de ce projet fut repris et présenté le 3 décembre 1885 par M. LAGRANGE, puis le 29 décembre 1885. Se succèdent ensuite : un projet de loi de M. LOCKROY, des propositions de loi de MM. de MUN, Félix FAURE, un rapport de M. DUCHÉ au nom d'une Commission de la Chambre des Députés, un vote de la Chambre admettant le principe du risque professionnel intégral, dans les industries dangereuses, pour les employés dont le salaire annuel n'excède pas 4.000 francs (10 juillet 1888), un rapport de M. TOLAIN au Sénat, un vote du Sénat posant le principe du risque professionnel restreint (20 mai 1890). Puis viennent un projet de loi de M. JULES ROCHE, Ministre du Commerce (28 juin 1890), une proposition de loi de MM. RICARD et GUIEYSSE, sur l'assurance mutuelle obligatoire (26 janvier 1891), une proposition de M. Pierre RICHARD ayant pour objet l'assurance obligatoire contre les accidents et les maladies (27 janvier 1891), une proposition de M. DRON déclarant l'assurance obligatoire (2 février 1901), une proposition de MM. LE COUR, DE MUN, etc. (9 mars 1891), une proposition de M. VIAN (20 juin 1891), un rapport de M. Louis RICARD, au nom de la Commission du travail de la Chambre, apportant un texte qui admettait le principe du risque professionnel et déterminait les industries assujetties (25 février 1892), texte qui fut voté, modifié, le 10 juin 1893. Ce texte fut l'objet d'un rapport de M. POIRRIER, au Sénat (3 avril 1895), puis discuté, modifié, renvoyé à la Commission à deux reprises et voté le 5 décembre 1895, en première délibération. Un contre-projet de M. BÉRENGER fut renvoyé à la Commission, qui démissionna (23 janvier 1896). Une nouvelle Commission, dont M. THÉVENET fut le rapporteur, déposa un texte nouveau le 2 mars 1896, texte qui fut modifié par elle et voté par le Sénat le

24 mars 1896. La Chambre, saisie de ce projet, le renvoya à l'examen de la Commission d'assurance et de prévoyance sociales, dont le rapporteur, M. MARUÉJOULS, déposa un nouveau texte le 7 juillet 1897, puis, après discussion, un second texte le 27 octobre 1897, texte qui fut discuté, modifié et voté par la Chambre le 28 octobre 1897. Le projet de la Chambre fut l'objet d'un rapport de M. THÉVENET, au Sénat et modifié par la Commission, dont le texte fut voté par le Sénat en première délibération, le 7 mars 1898, puis, après nouvelles modifications, en deuxième délibération le 19 mars 1898. Ce projet, transmis à la Chambre des Députés et renvoyé à la Commission d'assurance et de prévoyance sociales, fut l'objet d'un rapport de M. MA-RUÉJOULS (24 mars 1898), concluant à l'adoption, sans modifications, du texte voté par le Sénat; il fut adopté par la Chambre, sans discussion et à l'unanimité le 26 mars 1898.

LOIS COMPLÉMENTAIRES

I. Lois de 1902 et de 1905. — La première mise en œuvre de la loi sur les accidents du travail révéla, en même temps que les heureux résultats de la législation nouvelle, d'inévitables imperfections de détail, quelques insuffisances, quelques lacunes, quelques obscurités de rédaction et motiva, à ces divers points de vue, dès 1899, une série de propositions parlementaires extensives ou modificatives du texte en vigueur.

La Commission d'assurance et de prévoyance sociales de la Chambre des députés et après elle, le Sénat, écartèrent celles dont l'objet direct était de relever les tarifs d'indemnité ou d'étendre le bénéfice de la loi à des catégories nouvelles de travailleurs, pour retenir seulement les dispositions qui avaient pour but d'éclaircir le texte ou d'en mieux aménager l'économie.

C'est dans ces conditions que fut adoptée la loi du

22 mars 1902, modificative d'un certain nombre d'articles de la loi de 1898 (1).

Des modifications plus importantes furent réservées et firent l'objet d'une étude prolongée, de discussions successives à la suite desquelles un accord définitif entre les deux Chambres aboutit à la loi du 31 mars 1905 (2).

Cette loi contient des interprétations décisives au regard de certaines dispositions de la législation de 1898 qui avaient prêté à des hésitations ou à des solutions contestables de la jurisprudence, en même temps qu'elle introduit dans cette législation des précisions et des compléments importants.

Lois de 1899, de 1906 et de 1907. — Il faut également signaler trois lois qui sans modifier le régime institué par la loi de 1898, en ont étendu l'application.

La première est la loi du 30 juin 1899, qui a rendu applicable la législation des accidents du travail à l'agriculture dans un seul cas : celui où il est fait usage dans le travail agricole de *machines mues par des moteurs inanimés*, par exemple de moissonneuses ou batteuses à vapeur, de turbines, de pompes à vapeur, de moulins à vent ou à eau (3).

La seconde est la loi du 12 avril 1906, aux termes de laquelle la législation sur les responsabilités des accidents du travail est étendue à toutes les entreprises commerciales (4).

Enfin, la loi du 18 juillet 1907 permet à toute personne

---

(1) Il n'est peut-être pas inutile de rappeler que les dispositions essentielles de la loi du 22 mars 1902, principalement consacrée à la procédure et à la compétence, eurent pour but d'assurer, par la modification du régime des déclarations, une plus sûre mise en marche de la procédure d'office, et aussi d'étendre le bénéfice de l'assistance judiciaire à l'accord devant le président du Tribunal et à l'acte d'appel, de telle sorte que la victime ou ses ayants droit, sans être encouragés à suivre témérairement la procédure, ne pouvaient plus se voir privés du droit d'appel faute de ressources et obtenaient, en toute hypothèse, la garantie de l'examen de leurs moyens d'appel par le bureau d'assistance judiciaire. Voir *Rec.* I, p. 191.

(2) Voir *Rec.* I, p. 222 et p. 223 la circulaire du Ministre du Commerce; et p. 239, celle du Garde des Sceaux, relatives à l'application de la loi du 31 mars 1905.

(3) Voir *Rec.* I, p. 79.

(4) Voir *Rec.* I, p. 271, pour le texte de cette loi — et même recueil, page 275, pour la circulaire du Garde des Sceaux relative à son application.

non assujettie à la législation des accidents du travail d'y adhérer volontairement si elle estime y avoir intérêt (1).

Nous reviendrons plus loin sur les dispositions de ces lois.

PRINCIPES DE LA LOI

Risques professionnels. — Indemnité transactionnelle et forfaitaire. — Garanties.

Les responsabilités, encourues à l'occasion des accidents du travail ont été réglées, jusqu'au 1er juillet 1899, date d'entrée en vigueur de la loi du 9 avril 1898, par les articles 1382 et 1383 du Code civil, qui sont ainsi conçus :

ART. 1382. — Tout fait quelconque de l'homme qui cause à autrui un dommage oblige celui par la faute duquel il est arrivé à le réparer.

ART. 1383. — Chacun est responsable du dommage qu'il a causé non seulement par son fait mais encore par sa négligence ou son imprudence.

L'ouvrier victime de l'accident ou ses ayants droit, en cas de décès, n'obtenaient une indemnité qu'à la condition de prouver qu'il y avait eu faute du chef d'entreprise ou de ses préposés. Dans le cas où cette preuve était administrée, la réparation devait être intégrale, à moins qu'il n'y eût, à la fois, faute du patron et faute de la victime, entraînant un partage de responsabilité et, par suite, une atténuation de l'indemnité.

Or, « la statistique a permis d'établir que, sur cent accidents, vingt-cinq peuvent être attribués à la faute de l'ouvrier, vingt à la faute du patron, huit à la faute combinée du patron et de l'ouvrier, quarante-sept à des cas fortuits ou à des cas de force majeure ou à des causes indéterminées » (2).

L'application rigoureuse des principes du Code civil entraînait donc les conséquences suivantes :

---

(1) Voir *Rec.* 1, p. 308, pour le texte de cette loi et même recueil page 314, pour la circulaire du Ministre du Travail et de la Prévoyance sociale relative à son application.

(2) Circulaire du Garde des Sceaux, du 10 juin 1899. — *Rec.* 1, p. 53

1° La réparation échappait à l'ouvrier dans près de la moitié des cas, alors qu'il n'y avait pas faute de sa part, et toutes les fois qu'il était amené à commettre une imprudence légère, dans l'intérêt même de son travail rendu ainsi plus productif ;

2° Un procès était nécessaire dans lequel la situation de l'ouvrier à l'égard du patron « était caractérisée par une extrême inégalité. L'ignorance dans laquelle se trouvait le blessé, surpris par l'accident, des circonstances qui l'ont accompagné, l'impossibilité de reconstituer l'état des lieux modifiés par l'accident lui-même, la disparition des témoins parfois victimes de l'accident ou réduits au silence par la crainte d'une responsabilité personnelle, pouvaient rendre impraticable l'administration de la preuve ; en outre, les difficultés et les lenteurs de la procédure empêchaient souvent la victime ou ses ayants droit d'obtenir une réparation (1) » ;

3° L'ouvrier était incertain d'obtenir la réparation reconnue justifiée, l'adversaire pouvant être insolvable ;

4° Le patron était soumis à l'obligation éventuelle de répondre de sa faute la plus légère, au prix de sacrifices dont il ne pouvait prévoir l'importance.

On voit, par là, que « l'application du droit commun ne répondait plus aux conditions du travail et aux risques résultant de la transformation de l'industrie et du développement de l'outillage. A une situation nouvelle il fallait un droit nouveau. Brisant avec les formules anciennes, le législateur y a pourvu en introduisant dans cette matière le principe du *risque professionnel et de l'indemnité forfaitaire* » (2).

En vertu du *risque professionnel*, le chef d'industrie est de plein droit responsable de l'accident, en dehors de toute idée de faute. La responsabilité ne dérive pas d'une notion de droit, mais de considérations d'équité. « Agir, c'est courir des risques, la vie n'est faite que de cela ; il s'agit de savoir comment les répartir entre ceux qui les subissent. Ce n'est plus une question de faute, c'est une question

---

(1) Maurice BELLOM : De la responsabilité en matière d'accidents du travail. Commentaire de la loi du 9 avril 1898 et des lois et décrets subséquents. 2ᵉ éd., 1902.

(2) Circ. du Garde des Sceaux du 10 juin 1899.

d'équité sociale (1). « L'obligation s'impose au patron, qui profite des bénéfices du travail, de supporter les risques inhérents à ce travail, les risques professionnels. » Du moment où l'industrie entraîne des risques inévitables, l'ouvrier ne peut ni ne doit les supporter, aujourd'hui moins que jamais, en présence de l'outillage moderne et des forces qui l'actionnent... L'ouvrier n'a pas le choix de ses outils : il les subit. C'est au maître, qui les lui impose, de porter, aux termes de l'article 1384, « la responsabilité des choses qu'il a sous sa garde ». La machine tue et blesse ; la machine est sienne ; donc il en répond... Le risque professionnel est le risque afférent à une profession déterminée, indépendamment de la faute des ouvriers ou des patrons (2) ».

Dans ce système la victime de l'accident n'a plus à fournir la preuve de la faute du patron. Il suffit que le rapport de causalité entre le travail et le dommage soit établi. Aux termes de la loi de 1898, comme nous le verrons, il l'est par la déclaration obligatoire du chef d'entreprise et l'enquête du juge de paix. « L'ouvrier n'a plus de risque personnel à courir, de preuves à administrer. Comme son travail le constitue créancier du salaire, tout accident du travail le fait créancier d'une indemnité » (3).

Le système du risque professionnel a pour résultat de mettre à la charge du patron la réparation d'accidents qui ne résultent point de sa faute personnelle. Il entraîne à admettre une compensation en faveur du patron. Le régime qu'il institue revêt ainsi « le caractère d'une *transaction* dans laquelle le patron abandonne la protection que le Code civil lui assurait en cas d'accident non imputable à sa propre faute, pour trouver en échange des avantages corrélatifs. Cette transaction conduit à demander à l'ouvrier la renonciation à une fraction de l'indemnité exigible en cas de faute du patron comprise dans le risque professionnel. Dès lors,

---

(1) SALEILLES : *Les Accidents du travail et la responsabilité civile*. J. des *Economistes*, janvier, mars 1888, p. 429.

(2) Cheysson: *L'Assurance des ouvriers contre les accidents. J. des Economistes*, janvier, mars, 1888, p. 420.

(3) Circulaire de M. MILLERAND, Ministre du Commerce, du 24 août 1899. *Rec.* I, p. 105.

l'objet de la réparation étant le salaire de la victime, l'indemnité, au lieu d'être égale à l'intégralité du salaire, ne doit pas en excéder une fraction déterminée (1) ».

« Ainsi l'indemnité est *transactionnelle*. Elle est *forfaitaire* en ce que la loi n'abandonne pas au juge l'évaluation du dommage : le législateur arbitre à l'avance l'indemnité à allouer : il la détermine selon les conséquences possibles des accidents, qu'il classe en quatre catégories. Transaction et forfait aussi profitables à l'ouvrier qu'au patron, puisqu'ils indemnisent l'un de tout accident du travail, en même temps qu'ils ménagent à l'autre la possibilité de calculer à l'avance sa dette éventuelle, et, dès lors, de s'en couvrir par l'assurance (2). »

La loi de 1898 a encore un caractère particulier : elle apporte la garantie du paiement de l'indemnité qu'elle attribue à la victime. Elle veut que « dans tous les cas d'incapacité permanente ou de mort, l'ouvrier ou les siens soient assurés du paiement de l'indemnité. Par l'établissement d'une taxe additionnelle, à la charge de l'ensemble des industriels soumis à l'application de la loi, elle a institué un fonds spécial garant de l'insolvabilité éventuelle du chef de l'entreprise ou de son assureur. La rente due à l'ouvrier ou à ses ayants droit est ainsi gagée par l'impôt » (3).

DOMAINE DE LA LOI

Industries assujetties. — Circonstances des accidents. — Personnes responsables des accidents et personnes bénéficiaires des indemnités.

« La loi ne s'étend pas indistinctement à toute la classe des travailleurs, non plus qu'à tous les accidents, d'une nature quelconque, dont les ouvriers ou employés peuvent être victimes. Son champ d'application est circonscrit dans

(1) BELLOM, *op. cit.* p. 30.
(2) Circ. Ministre du Commerce, 24 août 1899.
(3) Circ. Ministre du Commerce, 24 août 1899.

les limites qui apparaissent par la détermination de trois éléments relatifs : 1° aux industries assujetties au régime du risque professionnel ; 2° aux conditions dans lesquelles doit se produire l'accident ; 3° aux personnes responsables et à celles qui peuvent se prévaloir du principe de la responsabilité légale (1). »

Le médecin doit connaître l'étendue du domaine de la loi. Renseigné sur ce sujet, il saura déterminer les cas où il se trouve autorisé par la loi à rédiger sur papier libre les certificats et les rapports d'expertise qui lui sont demandés, et à actionner directement le patron pour le paiement de ses honoraires.

Nous allons, par conséquent, passer en revue les éléments qui déterminent l'étendue de ce domaine.

A. — Industries assujetties

Elles sont indiquées par les dispositions suivantes, savoir :
1° L'article premier de la loi du 9 avril 1898 :

Les accidents survenus par le fait du travail, ou à l'occasion du travail, aux ouvriers et employés occupés dans l'industrie du bâtiment, les usines, manufactures, chantiers, les entreprises de transports par terre et par eau, de chargement et de déchargement, les magasins publics, mines, minières, carrières, et, en outre, dans toute exploitation ou partie d'exploitation, dans laquelle sont fabriquées ou mises en œuvre des matières explosives, ou dans laquelle il est fait usage d'une machine mue par une force autre que celle de l'homme ou des animaux, donnent droit, au profit de la victime ou de ses représentants, à une indemnité à la charge du chef d'entreprise, à la condition que l'interruption de travail ait duré plus de quatre jours.

Les ouvriers qui travaillent seuls d'ordinaire ne pourront être assujettis à la présente loi par le fait de la collaboration accidentelle d'un ou plusieurs de leurs camarades.

2° L'article unique de la loi du 30 juin 1899 :

ARTICLE UNIQUE. — Les accidents occasionnés par l'emploi des machines agricoles mues par des moteurs inanimés, et dont sont victimes, par le fait ou à l'occasion du travail, les personnes, quelles qu'elles soient, occupées à la conduite ou au service de ces moteurs ou machines, sont à la charge de l'exploitant dudit moteur.

Est considéré comme exploitant l'individu ou la collectivité qui dirige le moteur ou le fait diriger par ses préposés.

Si la victime n'est pas salariée, ou n'a pas un salaire fixe, l'indemnité due

---

est calculée, selon les tarifs de la loi du 9 avril 1898, d'après le salaire moyen des ouvriers agricoles de la commune. En dehors du cas ci-dessus déterminé, la loi du 9 avril 1898 n'est pas applicable à l'agriculture.

3° L'article premier de la loi du 12 avril 1906, ainsi conçu :

La législation sur les responsabilités des accidents du travail est étendue à toutes les entreprises commerciales.

D'autre part, il y a lieu de tenir compte de la loi du 18 juillet 1907, ayant pour objet la faculté d'adhésion à la législation sur les accidents du travail, dont les dispositions essentielles sont les suivantes :

ARTICLE PREMIER. — Tout employeur non assujetti à la législation concernant les responsabilités des accidents du travail peut se placer sous le régime de ladite législation pour tous accidents qui surviendraient à ses ouvriers, employés ou domestiques, par le fait du travail ou à l'occasion du travail.

Il dépose, à cet effet, à la mairie du siège de son exploitation ou s'il n'y a pas exploitation, à la mairie de sa résidence personnelle, une déclaration dont il lui est remis gratuitement récépissé et qui est immédiatement transcrite sur un registre spécial tenu à la disposition des intéressés. Il doit présenter en même temps un carnet destiné à recevoir l'adhésion de ses salariés...

ART. 2. — La législation sur les accidents du travail devient alors de plein droit applicable à tous ceux de ses ouvriers, employés ou domestiques qui auront donné leur adhésion...

ART. 3. — L'employeur peut, pour l'avenir, faire cesser son assujettissement à la législation sur les accidents du travail par une déclaration spéciale à la mairie...

La cessation d'assujettissement n'a point effet vis-à-vis des ouvriers, employés ou domestiques qui ont accepté d'être soumis à la législation sur les accidents du travail.

Ces textes appellent quelques commentaires.

Il importe d'abord d'observer que la loi de 1906, en étendant la législation des accidents du travail à toutes les entreprises commerciales, a mis fin à beaucoup de difficultés pratiques qui s'étaient élevées sur le point de savoir si un établissement était ou non assujetti à la loi de 1898. Aujourd'hui, un établissement dont le caractère industriel n'est pas très nettement marqué sera assujetti comme établissement commercial. Le seul intérêt de la question apparaît au point de vue du taux de la contribution patronale au fonds de garantie, ce taux étant plus élevé pour les établissements considérés comme industriels en raison des risques plus grands d'accidents qu'ils présentent.

Nous ne reviendrons donc pas sur les controverses qui se sont fait jour sur ce point au lendemain de la loi de 1898 ; elles n'ont plus aujourd'hui qu'un intérêt très limité.

Rappelons seulement les règles qui résultent des textes de loi qui viennent d'être rapportés et de l'interprétation que leur a donnée la jurisprudence.

Etablissements visés par l'article 1ᵉʳ de la loi de 1898. — A tort ou à raison, le législateur de 1898 a cru devoir donner dans l'article 1ᵉʳ de la loi une énumération des industries assujetties. Forcément incomplète, cette énumération doit être considérée comme n'étant pas limitative, mais comme s'étendant à toute l'industrie sans distinction entre la grande, la moyenne et la petite industrie. Telle est la solution consacrée par la Cour de cassation.

L'article premier de la loi vise expressément trois catégories distinctes d'établissements :

1° Certaines entreprises industrielles désignées par leur objet ;

2° D'autres entreprises désignées par la forme de l'exploitation ;

3° Toutes exploitations, même non industrielles, où des matières explosibles sont mises en œuvre ou dans lesquelles il est fait usage de machines mues par une force autre que celle de l'homme et des animaux.

Les entreprises de la *première catégorie* sont : le bâtiment, les entreprises de transport, de chargement ou déchargement, les magasins publics, les mines, minières et carrières.

L'expression générique, industrie du bâtiment, comprend l'ensemble des travaux qui concourent à l'édification et à la mise en état des constructions de toute nature : gros œuvre (maçonnerie, charpente, toiture) travaux préparatoires (taille de pierres), ou de mise en état de l'édifice (menuiserie, serrurerie, plâtrerie, peinture, fumisterie, etc.).

Sont assujetties les entreprises de transport par terre ou par eau, d'où cette double conséquence : 1° que la loi de 1898 ne s'applique pas à l'agriculteur qui se borne à faire véhiculer ses produits et qui ne peut pas être considéré comme étant un entrepreneur de transport ;

2° Que la loi est applicable indifféremment aux entreprises de transports terrestres, fluviales et même maritimes.

Pour ces dernières la question a cependant été discutée et la Cour de cassation s'est prononcée pour la négative (arrêts du 2 février 1903 et du 5 juillet 1904). Mais à l'heure actuelle, la situation des ouvriers et employés des entreprises de transports maritimes ne peut plus donner lieu à difficulté ; ceux d'entre eux qui sont « inscrits maritimes » sont protégés contre les conséquences des accidents — et même contre celles des maladies — par une loi spéciale, la loi du 21 mars 1898, qui a créé, à leur intention, une caisse de prévoyance ; quant aux « non inscrits maritimes » employés à bord des navires de commerce, ils peuvent aujourd'hui se prévaloir des dispositions de la loi du 12 avril 1906, qui a étendu à toutes les exploitations commerciales le bénéfice du risque professionnel.

Comme pour le transport ce sont les *entreprises* de chargement et de déchargement et non les opérations quelconques de ce genre qui sont assujetties. Dès lors qu'il y a réellement entreprise, peu importe qu'il s'agisse de chargement de navires ou de bateaux, ou de manutention de marchandises dans des locaux quelconques (gares, entrepôts, docks, garde-meubles), etc.

L'article 1er ajoute à son énumération les magasins publics. Cette expression, qui peut être considérée comme faisant double emploi avec la précédente, désigne plus spécialement les magasins généraux, les entrepôts de douanes, etc.

Enfin cette liste d'industries désignées par leur objet se termine par les mines, minières et carrières ; le sens exact de ces termes est précisé par les articles 2, 3 et 4 de la loi du 21 avril 1810.

2° catégorie. Entreprises désignées par la forme de l'exploitation.

Ce sont les usines, manufactures et chantiers. L'usine, a écrit M. CABOUAT, est tout établissement dans lequel s'élaborent au premier degré les matières premières extraites du sol ; quant au terme de manufacture (ou fabrique) il englobe la série indéfinie des établissements grands ou petits dans lesquels les produits bruts, livrés par l'agriculture ou préparés par l'usine sont manipulés et transformés en produits fabriqués de toute nature adaptés aux besoins variés de la civilisation. Peu importe d'ailleurs les procédés mis en œuvre pour la fabrication : travail manuel, travail mécanique ou combinaison de l'un et de l'autre.

La loi de 1898 ne mentionnant pas expressément *les ateliers*, on avait vivement discuté sur la question de savoir s'il fallait assujettir les ateliers à la loi en les comprenant sous les mots « Manufactures ». La jurisprudence était très incertaine. Cette controverse a pris fin en présence de la disposition de l'article 4 de la loi du 12 juin 1906, laquelle spécifie nettement que les simples ateliers sont soumis à la loi non comme établissements commerciaux, mais comme établissements industriels.

Une question également délicate était celle de savoir ce qu'il fallait entendre par le mot « chantiers » qui suit dans l'article 1er de la loi de 1898 ceux « d'usines et manufactures ».

La Cour de cassation considérait, contrairement à l'opinion de nombreux auteurs, que le mot « chantier » ne doit pas être séparé des mots « usines et manufactures » qui en précisent la signification. Il désigne l'endroit où des ouvriers travaillent ensemble à la préparation industrielle des matériaux ; mais il ne saurait englober les entrepôts dans lesquels un négociant dépose des marchandises qui ne doivent y subir aucune transformation. La Cour de cassation décidait donc que les chantiers des marchands de charbons, de bois, de vins ou de fers échappaient à la loi.

Aujourd'hui les employés de ces chantiers sont assujettis, mais en vertu de la loi de 1906 relative aux entreprises commerciales.

3º catégorie d'Entreprises visées par la loi de 1898. Ce sont les entreprises, industrielles ou non, où sont mises en œuvre les matières explosives ou dans lesquelles il est fait usage de machines.

Il a été formellement spécifié, au cours des travaux préparatoires, que la soumission à la loi ne pouvait résulter que de la fabrication ou de la *mise en œuvre*, c'est-à-dire de la manipulation de substances explosives et non du simple emploi des dites substances. Le seul fait, par exemple, d'éclairer un local à l'acétylène ne saurait avoir pour conséquence de soumettre l'établissement à la loi de 1898.

Quant aux machines dont l'usage entraîne soumission à la loi pour tout le personnel exposé au risque qu'elles créent, le terme légal, « machine mue par une force autre que celle de l'homme ou des animaux » désigne tous les mécanismes, fixes ou mobiles, mus par une force élémentaire quelconque (vent, eau, vapeur, gaz, électricité), — mais il n'y a pas, d'après l'avis du Comité consultatif des assurances du 13 décembre 1899, à tenir compte du plus ou moins d'importance du moteur inanimé en usage.

Toutefois, il importe de remarquer que dans ces entreprises, l'application de la loi sur les accidents est limitée à la partie de l'exploitation qui met en œuvre la matière explosive ou qui emploie le moteur à force élémentaire. Seuls, les ouvriers dépendant de cette partie de l'exploitation bénéficient du risque professionnel, mais ils en bénéficient pour tous les accidents dont ils pourraient être victimes à l'occasion de leur travail alors même que la cause en serait étrangère à la matière explosive ou au moteur.

Des entreprises agricoles visées par la loi de 1899. — Les travaux et exploitations agricoles sont expressément exclus par la loi du 30 juin 1899 du domaine de la législation des accidents du travail.

La loi de 1898 n'est applicable à l'agriculture que dans un seul et unique cas : celui où il est fait usage dans le travail agricole de « machines mues par des moteurs inanimés », par exemple de moissonneuses ou batteuses à vapeur, de turbines, de moulins à vent ou à eau, de pompes à gaz ou à vapeur.

Il en est ainsi, d'ailleurs, qu'il s'agisse de machines mises en marche pour quelques heures ou bien de machines installées en permanence.

Notons que des arrêts récents de la Cour de cassation (Civ. req. et Civ. cass., 8 nov. 1910), confirmant une jurisprudence antérieure, ont décidé que lorsqu'un cultivateur joint à son entreprise agricole une industrie annexe qui n'est point le complément indispensable de son exploitation rurale, il doit être considéré comme exerçant deux professions et assujetti, pour la seconde, à la législation des accidents du travail.

La Cour de cassation a également jugé (Req., 6 nov. 1910), que les accidents occasionnés par l'emploi de machines agricoles mues par des moteurs inanimés ne sont régis par la loi du 30 juin 1899 que s'ils sont la conséquence de l'état de fonctionnement du moteur. Ne saurait, dès lors, se réclamer des dispositions de ladite loi, l'ouvrier blessé en roulant la machine avant la mise en marche du moteur...

Des entreprises commerciales visées par la loi de 1906. Pour la définition des entreprises commerciales auxquelles la loi de 1906 a étendu la législation sur les responsabilités des accidents du travail, le législateur s'en est rapporté à celle qui est donnée par le Code de Commerce.

Or le Code subordonne la qualité de commerçant à la réunion de deux conditions : 1º l'exercice d'un ou de plusieurs des actes de commerce énumérés dans les articles 632 et 633 ; 2º un exercice réitéré et dans un but de lucre, de telle sorte qu'il revête le caractère d'une profession.

C'est à ce double critérium que l'on reconnaîtra si un chef d'entreprise est commerçant et, par suite, si l'entreprise est commerciale. Que le chef d'entreprise soit un individu ou qu'il soit une Société, les règles en vue d'établir sa qualité de commerçant sont les mêmes. Toutefois, aux termes de la loi du 24 juillet 1867 modifiée par la loi du 1er août 1893, les Sociétés anonymes qui sont constituées dans la forme du Code de Commerce ou de la loi de 1867 sont toujours commerciales alors même qu'elles se livrent à des opérations exclusivement civiles.

Il suit de là que des Sociétés immobilières peuvent devenir commerciales, bien qu'étant purement civiles par leur nature, et par suite être assujetties à la loi sur les accidents. Il en serait de même des Sociétés Coopératives de consommation si on les considère comme des Sociétés commerciales. (Arrêt de Nancy, 11 février 1908.)

En résumé, les entreprises industrielles étant visées par la loi de 1898, les entreprises commerciales l'étant également par la loi de 1906, sont seules exceptées les entreprises agricoles (sauf en ce qui concerne les accidents dus à des machines à moteurs inanimés : loi du 30 juin 1899), les professions libérales et tous les emplois se rattachant au service domestique.

Des propositions de loi sont d'ailleurs à l'étude au Parlement en vue d'étendre la législation des accidents aux catégories d'entreprises qui sont encore en dehors de son domaine.

Le Sénat a notamment voté, dans ses séances des 11 juillet 1910 et 24 janvier 1911, un projet portant extension des dispositions de la loi du 9 avril 1898 à certaines catégories d'exploitations forestières.

Enfin, d'ores et déjà, la loi du 18 juillet 1907 a pour heureux résultat de préparer et de faciliter les extensions nouvelles de cette législation, en permettant aux employeurs et aux employés d'apprécier les avantages du régime forfaitaire d'indemnisation des accidents du travail.

B. — Circonstances des accidents

Les sinistres visés par la loi sont, aux termes de l'article 1er (§ 1), les accidents, survenus par le fait du travail ou à l'occasion du travail, qui ont causé une interruption de travail de plus de quatre jours.

1° La loi n'a pas défini le mot « accident ». Mais il est facile d'indiquer à l'aide des travaux préparatoires, des commentaires de la loi et des décisions de la jurisprudence la valeur exacte de ce terme. Nous allons citer quelques-unes des *définitions* données.

M. GUIEYSSE (Chambre des Députés, 3 juin 1897) dit que le législateur n'a sans doute entendu viser que l'événement imprévu auquel on ne peut se soustraire, et non pas la situation qui constitue une cause permanente et certaine de danger. D'après M. PAULET (rapport cité), l'accident « est le résultat d'une action extérieure et soudaine au cours du travail ». M. LEBRET, Garde des Sceaux, s'exprime ainsi (Circ. 10 juin 1899) : « L'accident tel qu'il faut l'entendre dans notre matière consiste dans une lésion corporelle provenant de l'action soudaine d'une cause extérieure ».

M. MARESTAING (1) considère l'accident comme : « Une atteinte au corps humain provenant de l'action soudaine d'une cause extérieure ».

Les définitions données par les médecins visent à plus d'exactitude que celles des juristes et sont plus complètes. M. THOINOT (2), se proposant de traduire en langage médical la pensée du législateur, définit l'accident du travail :

Toute blessure externe, toute lésion chirurgicale, toute lésion médicale, tout trouble nerveux psychique (avec ou sans lésion corporelle concomitante), résultant de l'action soudaine d'une violence extérieure intervenant pendant le travail, ou à l'occasion du travail ; et toute lésion interne déterminée par un effort violent au cours du travail.

MM. OLLIVE et LE MEIGNEN (3) citent la définition du Bureau impérial des Assurances de l'Empire allemand : « L'accident est un fait anormal étranger au cours du travail, qui se produit inopinément et dont les conséquences sont nuisibles à la santé », et donnent la suivante :

Un accident du travail est un fait *anormal* et étranger au cours du travail ; le fait peut n'avoir aucune conséquence fâcheuse pour les personnes, il n'en constitue pas moins l'accident. Il peut, au contraire, occasionner des lésions corporelles et ce sont celles-ci seulement que le législateur a entendu viser et réparer à l'exclusion des autres conséquences dommageables.

Analysant les *caractères de l'accident*, ces auteurs énumèrent : l'*anormalité*, la *cause extérieure*, la *soudaineté*. La soudaineté, ajoutent-ils, « condition indispensable » n'est pas nécessairement une « condition suffisante » ; une forme aiguë d'intoxication saturnine ne saurait passer pour un accident du travail. La soudaineté, d'autre part, n'apparaît pas toujours clairement. La loi permet aux réclamations de se produire dans le délai d'un an. Il est donc admis que l'accident peut produire un trouble qui reste latent quelque temps, et se manifeste ensuite avec tous les symptômes d'une maladie. *La violence* n'est pas mentionnée dans les définitions précédentes (4). Cependant, faible ou considé-

---

(1) Rapport au Congrès international des accidents du travail de 1899.

(2) Les acc. du tr. et les affections médicales d'origine traumatique, 1904, p. 18.

(3) Les acc. du tr. Jurisprudence et médecine légale, 1904, p. 6.

(4) La violence est indiquée dans la définition de M. J. CABOUAT : l'accident résulte de l'action soudaine d'une cause violente. *Traité des Acc. du tr.*, T. I, 1901, p. 170.

rable, elle constitue un caractère de tous les accidents. Encore faut-il qu'elle soit suffisante. Le Tribunal de Lyon (jugement du 3 mai 1901) dit que l'événement constitutif de l'accident doit être tel qu'il puisse « produire les mêmes effets sur toute personne qui se serait trouvée dans des conditions identiques à la place de la victime pour accomplir le travail ». Il faut ajouter, disent OLLIVE et LE MEIGNEN, « sur toute personne de même âge et de même sexe ».

L'examen que nous venons de faire des *caractères intrinsèques* de l'accident indique que toutes les affections qui doivent être considérées comme maladies professionnelles, contractées par suite de l'exercice prolongé d'une industrie, se trouvent en dehors du domaine de la loi.

Les circulaires (M. LEBRET, 10 juin 1899 ; M. MILLERAND, 24 août 1899 ; M. MONIS, 22 août 1901), les avis du Comité consultatif (28 novembre 1900) et la jurisprudence interprètent dans ce sens le texte de la loi.

Cependant les débats législatifs et certaines décisions de la jurisprudence assimilent, par exception, à des accidents du travail des infections et des intoxications à début brusque, qui présentent des caractères d'anomalie et de soudaineté propres aux accidents : l'absorption accidentelle d'une substance dangereuse, la brûlure par un liquide corrosif, l'intoxication immédiate par des vapeurs émanant de substances putrescibles, l'asphyxie subite par gaz délétères, l'inoculation du charbon, la contamination d'une plaie par l'introduction d'un corps étranger, la piqûre d'un insecte (BOURGEOIS, Chambre des Députés, 28 octobre 1897 ; BOUCHER, Chambre des Députés, 28 octobre 1897. — Jurisprudence). Nous aurons l'occasion de revenir sur ce sujet, ainsi que sur chacune des affections traumatiques (hernie, insolation, etc.) qui prêtent à contestation.

2º L'accident n'entraîne l'application du risque professionnel que lorsqu'il est survenu par le fait ou à l'occasion du travail, c'est-à-dire lorsque la lésion subie par la victime a une cause inhérente au travail, ou qu'elle s'y rattache par un lien plus ou moins étroit.

L'accident qui arrive à l'ouvrier chargé d'une mission extérieure ou travaillant au domicile d'un client de l'entreprise engage la responsabilité du patron (Circ. Garde des Sceaux, 9 juin 1899 ; Ministre du Com., 24 août 1899). Qu'il soit victime de son propre travail ou de celui d'autrui, d'un fait inévitable ou évitable, d'un accident inhérent à l'industrie ou d'un accident qui eût pu pareillement l'atteindre un jour de chômage ; que sa prudence et sa vigilance soient ou non à l'abri de toute critique, le sinistré a droit à l'indemnité (PAULET, Rapp. 1900). La jurisprudence a considéré comme accidents professionnels : l'accident survenu à un ouvrier qui avait abandonné son travail pour aller voir l'heure à l'horloge de l'usine (Trib. Bourgoin, 13 juillet 1901) ; l'accident occasionné à une ouvrière par un projectile lancé par une autre ouvrière dont le travail imposait le voisinage (Cour de cass., 23 avril 1902) ; l'accident survenu au cours d'une querelle amenée par les justes observations que la victime aurait adressées à un de ses camarades au sujet du travail (Trib. Vienne, 27 février 1902) ; l'accident survenu à l'ouvrier tamponné par une locomotive tandis qu'il se rendait par la voie du chemin de fer à la gare où il devait travailler (Trib. Montluçon, 22 juin 1900) ; l'accident survenu à un employé allant chercher dans une banque la monnaie nécessaire pour la paye (Trib. Toulouse, 31 octobre 1903).

L'ouvrier blessé en se rendant de l'atelier à son domicile n'est pas considéré comme victime d'un accident du travail (Trib. Versailles, 25 juin 1900 ; Grenoble, 27 janvier 1900 ; Le Havre, 10 mai 1901 ; Cour de cass. 25 février 1902) ; ni l'ouvrier blessé, en attendant le moment de sa paye, par la chute d'une plate-forme d'un escalier accédant à la cour du bureau (Trib. Lorient, 27 mai 1902) ; ni le charretier projeté sous les roues de sa voiture en voulant porter secours à un cycliste imprudent (Cour d'Aix, 3 janvier 1903).

Cependant la Cour de cassation a admis que peut être considérée comme survenue à l'occasion du travail la chute faite par un employé de tramways rentrant à son domicile, son travail fini, de la plate-forme d'une voiture de l'entreprise où il avait accès gratis, aux termes de son contrat de travail, cette clause ayant pour objet d'assurer la régularité du service tout en constituant, au profit du bénéficiaire une sorte de supplément de salaire (Req., 4 janvier 1911).

Les *cas de force majeure* (inondation, fulguration, tremblement de terre) ne paraissent pas d'une façon générale rentrer dans le domaine de la loi, à moins que « les effets de force majeure n'aient été aggravés, pour les ouvriers ou employés, par l'exercice de l'industrie dans laquelle ils sont occupés. (Circ. Garde des Sceaux, 10 juin 1899)». Ce cas a été discuté plusieurs fois par les tribunaux à propos de l'insolation, et a reçu des solutions contradictoires. On admet généralement que le risque d'insolation, qui est un risque de la vie courante, peut devenir un risque de l'exploitation dans le cas où la nature particulière du travail ou la disposition du chantier expose les ouvriers d'une façon spéciale à l'influence de la chaleur solaire (1).

3° L'accident ne donne pas droit à l'indemnité s'il est *provoqué intentionnellement*, et ne donne droit qu'à une indemnité réduite, s'il est dû à une *faute inexcusable* de la victime (art. 20).

La faute inexcusable peut être définie : une violation consciente des devoirs de sécurité, la méconnaissance des précautions élémentaires qui s'imposent dans tout travail. Les tribunaux ont considéré comme victimes de leur faute inexcusable : l'ouvrier qui a essayé de nettoyer une machine en marche (Trib. Falaise, 13 novembre 1901) ; le charretier qui s'est placé pour atteler entre le cheval et la voiture (Trib. Bourganeuf, 8 mars 1900) ; l'ouvrier qui a essayé d'arrêter une scie circulaire en marche (Trib. Nevers, 14 mai 1900) ; le charretier jeté de son siège en essayant de repousser d'un coup de fouet un bicycliste accroché à sa voiture (Trib. Seine, 4 juin 1902).

L'*ivresse* a été regardée comme une faute grave par certains tribunaux (Trib. Lille, 8 févr. 1900 ; Trib. Seine, 23 juin 1900, 11 févr. 1902, etc.) (2).

On pourrait aussi admettre au nombre des fautes inexcusables le *défaut de soins immédiats* (OLLIVE et LE MEIGNEN).

---

(1) Voir sur ce point SACHET : *Traité des Accidents du travail*, 1ᵉʳ vol., p. 171.

(2) On trouvera les jugements cités ci-dessus dans le Recueil du Ministère du Commerce, volumes consacrés à la Jurisprudence ; on consultera avec fruit le dernier de ces volumes, paru en 1911, et qui porte le n° 4 de la collection.

C. — Personnes responsables et personnes qui peuvent se prévaloir du risque professionnel.

Les unes et les autres sont désignées dans les articles 1, 2 et 3. L'article premier a été reproduit ci-dessus. Nous nous contenterons de citer ici l'article 2, l'article 3 devant trouver sa place au chapitre concernant les effets de la loi. Ce dernier règle notamment la situation des ouvriers étrangers :

ART. 2. — Les ouvriers et employés désignés à l'article précédent ne peuvent se prévaloir, à raison des accidents dont ils sont victimes dans leur travail, d'aucunes dispositions autres que celles de la présente loi.

Ceux dont le salaire annuel dépasse deux mille quatre cents francs (2.400 francs) ne bénéficient de ces dispositions que jusqu'à concurrence de cette somme. Pour le surplus, ils n'ont droit qu'au quart des rentes stipulées à l'article 3, à moins de conventions contraires élevant le chiffre de la quotité. (Modifié par la loi du 22 mars 1902.)

L'article 32 soustrait à l'action de la loi certains des ouvriers de l'Etat :

ART. 32. — Il n'est point dérogé aux lois, ordonnances et règlements concernant les pensions des ouvriers, apprentis et journaliers, appartenant aux ateliers de la marine et celles des ouvriers immatriculés des manufactures d'armes dépendant du Ministère de la Guerre.

Le Garde des Sceaux, dans sa circulaire du 10 juin 1899, résume ainsi les dispositions de la loi qui concernent les personnes responsables et les bénéficiaires de l'indemnité :

Les personnes responsables sont celles qui dirigent l'exploitation ou l'industrie et qui en recueillent les bénéfices, depuis les grandes sociétés qui ont sous leur dépendance un personnel considérable, jusqu'au petit patron qui n'emploie qu'un nombre restreint d'ouvriers.

La loi ne fait d'exception que pour l'ouvrier, qui, travaillant seul d'ordinaire, s'adjoint accidentellement un ou plusieurs de ses camarades.

La loi s'applique non seulement aux entreprises privées, mais aussi aux entreprises similaires de l'État, des départements, des communes et des établissements publics. L'assimilation est complète même en ce qui touche les dispositions relatives à la compétence, qui échappe dans tous les cas aux tribunaux administratifs.

Les personnes admises à se prévaloir du risque professionnel sont tous les ouvriers et employés occupés dans les établissements visés à l'article premier, depuis l'ingénieur jusqu'au simple apprenti, sans distinction de sexe, ni de nationalité, à la condition que l'ouvrier ou l'employé relève de la direction du chef d'industrie. Ainsi l'ouvrier qui exécute chez lui des travaux à la tâche en dehors de la surveillance de celui qui l'emploie, n'a aucune action contre ce dernier.

L'application de la loi suppose l'existence d'un contrat de louage de services ou d'un contrat d'apprentissage entre la victime de l'accident et la personne à laquelle une indemnité est réclamée. C'est une condition essentielle : si aucun de ces contrats n'existe, il ne saurait y avoir ni responsabilité d'une part, ni droit à indemnité de l'autre. D'où cette double conséquence : 1° que l'artisan qui se charge à forfait, pour le compte d'un particulier, de l'exécution d'un travail doit être considéré comme entrepreneur et par suite ne saurait prétendre, en cas d'accident, au bénéfice de la loi ; 2° que l'ouvrier qui, travaillant seul d'ordinaire, a recours à la collaboration *accidentelle* d'un ou de plusieurs de ses camarades, ne peut être déclaré responsable à leur égard des accidents dont ils seraient victimes. On ne retrouve, en effet, dans ces deux cas, ni le contrat de travail, ni le principe d'autorité et de direction, fondements essentiels de la responsabilité patronale.

Des dispositions spéciales à l'ouvrier dont le salaire dépasse 2.400 francs, comme nous l'avons vu, et à l'ouvrier étranger, comme on le trouvera indiqué plus loin, règlent l'attribution de l'indemnité.

EFFETS MÉDICAUX ET EFFETS JURIDIQUES DES ACCIDENTS

Mort, Incapacité de travail, temporaire, permanente partielle, permanente absolue. — Indemnités.

La loi du 9 avril 1898 (modifiée par les lois du 22 mars 1902 et du 31 mars 1905), dans ses articles 3 et 4 indique quels sont les effets des accidents et détermine leurs conséquences juridiques.

1° *Effets médicaux de l'accident.* — L'accident cause la mort ou une maladie. La maladie détermine une *incapacité de travail.* Cette incapacité est temporaire ou permanente. Permanente elle est, soit partielle, soit absolue.

L'incapacité temporaire est due à une blessure ou à une affection traumatique, qui se termine par une guérison parfaite à tous les points de vue : santé générale, fonction, aptitude professionnelle.

L'incapacité permanente partielle est la conséquence d'un accident qui altère pour toujours l'exercice d'une fonction et diminue l'aptitude professionnelle du sujet, en compromettant parfois sa santé générale, de telle sorte qu'elle entraîne une réduction du salaire de la victime, réduction qui varie suivant les cas.

L'incapacité permanente absolue est un état définitif, qui laisse le sinistré inhabile à toute espèce de travail. « C'est l'incapacité qui rend l'ouvrier impotent et l'empêche de se livrer à tout jamais à un travail utile. C'est, par exemple, la perte de la vue (1). » C'est encore : la perte de la raison, la perte de deux membres.

Le médecin est appelé à constater l'incapacité.

Le tribunal apprécie, en tenant compte de toutes les circonstances de fait, l'atteinte subie par la victime dans ses facultés de travail.

Il appuie son jugement, non seulement sur les conclusions de l'expert, qui, du reste, ne le lient pas, mais encore sur des considérations d'un ordre différent. C'est ainsi que le tribunal pourra trouver dans une même lésion une incapacité variable d'un cas à l'autre : un manœuvre est moins gêné par la perte de l'index droit qu'un graveur ; celui-ci est moins lésé par le sacrifice de son pied que celui-là. Un charretier illettré, perdant une jambe, subit un dommage plus considérable qu'un peintre atteint par le même accident.

Le tribunal, d'ailleurs, demande fréquemment au médecin de l'éclairer sur l'importance de la perte d'un organe, estimée par rapport à son utilité physiologique dans la profession de la victime.

Quand il s'agit d'une incapacité temporaire, on s'adresse au médecin pour qu'il indique le moment de la guérison.

---

(1) Circulaire du Garde des sceaux, 10 juin 1899. *Recueil de documents sur les accidents du travail*, publié par le Ministère du Commerce, n° 1 *(Rec. 1)*, 1911, p. 59.

2° Influence d'une maladie antérieure et d'une infirmité antérieure. — L'incapacité de travail, ou la mort, est l'effet direct de l'accident, dans un grand nombre de cas ; mais elle peut être, pour une part seulement, déterminée par l'accident, et, pour une autre part, déterminée par l'état antérieur du blessé. Par exemple : une maladie antérieure latente, tuberculose, est aggravée et rendue évidente par un traumatisme ; ou bien, un état antérieur, diabète, aggrave les suites d'un traumatisme ; ou encore, une lésion, hernie, ne peut s'expliquer que par une prédisposition ; ou enfin, l'accident vient ajouter à une infirmité une autre infirmité, par laquelle le blessé se trouve atteint d'incapacité absolue (cas du borgne devenu aveugle).

La loi ne dit pas s'il doit être tenu compte, dans l'appréciation de l'incapacité, de l'existence de l'état antérieur ; elle n'indique pas si l'on doit faire, dans le résultat, la part de l'état antérieur et la part du traumatisme. Elle a laissé à la jurisprudence le soin de trancher la question.

Or cette question a été résolue d'abord en sens différents par les tribunaux. Quelques-uns n'attribuaient pas à l'accident la totalité du dommage éprouvé par la victime. Mais, à la suite de la Cour de cassation, une jurisprudence, constante depuis quelques années, applique la doctrine contraire. Elle ne recherche pas si le résultat de l'accident, qui est l'état constaté chez le blessé, a pu être préparé ou aggravé par les conditions préexistantes de son organisme (1).

Dans un arrêt récent (du 27 mai 1910), la Cour de cassation a rappelé une fois de plus que les prédispositions morbides de la victime, qu'elles aient facilité l'accident ou qu'elles en aient aggravé les suites, ne doivent pas être prises en considération pour la détermination de la rente; que le juge doit la fixer en tenant uniquement compte, d'une part, du salaire de l'ouvrier blessé pendant les douze mois qui ont précédé l'accident et, d'autre part, des facultés de travail qui lui restent après le dit accident.

---

(1) Dans ce sens, FARGUE et JANBRAU, *Guide pratique du Médecin dans les accidents du travail* (1909).

Les commentateurs ont été également très divisés sur cette question.

Aujourd'hui, ils admettent généralement : (1) 1° que le degré d'incapacité permanente doit être exclusivement apprécié d'après l'état de la victime, consécutif à l'accident ; 2° que la préexistence, chez la victime, d'une affection morbide ayant prolongé la durée de l'incapacité temporaire, ne saurait motiver aucune réduction de l'indemnité journalière.

J. Cabouat (2) en résume très nettement les arguments. Il y a toute apparence, dit-il, que le chef d'entreprise qui embauche un ouvrier mutilé et, comme tel, frappé d'une notable et sensible diminution de ses facultés de travail, ne lui donne qu'un salaire réduit ; or, comme c'est exclusivement sur le salaire que doivent être liquidées les indemnités, il en résulte nécessairement que le taux de la réparation imposée au chef d'entreprise, dans le cas d'aggravation d'un état antérieur, restera, quoi qu'elle soit motivée par un état d'incapacité absolue, sensiblement au-dessous de ce qu'il eût été pour un ouvrier gagnant un salaire normal. D'autre part, il serait très difficile d'établir le départ entre l'influence propre de l'accident et celle d'une affection préexistante. Enfin, le caractère forfaitaire du système d'indemnisation de la loi exclut virtuellement toute recherche de nature à compliquer aussi gravement le mode de liquidation des indemnités.

3° Effets de l'accident au point de vue juridique. — Les accidents du travail ont pour effet de créer « un droit, au profit de la victime ou de ses représentants, à une indemnité à la charge du chef d'entreprise, à la condition que l'interruption de travail ait duré plus de quatre jours » (art. 1er).

Le taux de l'indemnité varie suivant le degré d'incapacité subi par la victime, et, en cas de décès, suivant le degré de parenté des ayants droit et leur nombre. De plus les frais médicaux et pharmaceutiques et les frais funéraires sont mis à la charge du patron.

Le patron peut se décharger du payement des indemnités ou des rentes qu'il doit fournir par le moyen de l'assurance : soit en adhérant à une société d'assurances mutuelles, contrôlée par l'État, soit en souscrivant une police consentie par une compagnie d'assurances à primes fixes, contrôlée par l'État ; soit en adhérant à un syndicat de garantie, autorisé par l'État ; soit, enfin, en contractant une assurance à la Caisse nationale d'assurances contre les accidents.

---

(1) Sachet : *Traité théorique et pratique de la législation sur les accidents du travail*, 1909 (5e édition).

(2) J. Cabouat : *Traité des accidents du travail*, 1901, T. I, p. 332, 342, 358,

Les articles 3, 4, 5, 6, 8, 9, 10 de la loi déterminent le taux
des indemnités, les moyens d'apprécier le salaire qui doit
servir de base à l'indemnité, la forme de l'indemnité ; les
articles 23 à 28, ainsi que trois décrets du 28 février 1899,
portant règlement d'administration publique, établissent les
garanties de payement.

Nous aurons l'occasion de citer quelques-unes des dispositions de la loi, qui se rangent dans ces articles, quand nous
envisagerons les questions d'honoraires. Nous devons, dès
maintenant, reproduire, en son entier, l'article 3 et le premier
alinéa de l'article 4, dont la connaissance est indispensable
au médecin :

ART. 3 (*modifié par la loi du 31 mars 1905*). — Dans les cas prévus à
l'article premier, l'ouvrier ou employé a droit :

Pour l'incapacité absolue et permanente, à une rente égale aux deux tiers
de son salaire annuel ;

Pour l'incapacité partielle et permanente, à une rente égale à la moitié de
la réduction que l'accident aura fait subir au salaire ;

Pour l'incapacité temporaire, si l'incapacité de travail a duré plus de
quatre jours, à une indemnité journalière, sans distinction entre les jours
ouvrables et les dimanches et jours fériés, égale à la moitié du salaire touché
au moment de l'accident, à moins que le salaire ne soit variable ; dans ce
dernier cas, l'indemnité journalière est égale à la moitié du salaire moyen
des journées de travail pendant le mois qui a précédé l'accident. L'indemnité
est due à partir du cinquième jour après celui de l'accident ; toutefois, elle
est due à partir du premier jour si l'incapacité de travail a duré plus de dix
jours. L'indemnité journalière est payable aux époques et lieu de paye usités
dans l'entreprise, sans que l'intervalle puisse excéder seize jours.

Lorsque l'accident est suivi de mort, une pension est servie aux personnes
ci-après désignées, à partir du décès, dans les conditions suivantes :

a) Une rente viagère égale à 20 o/o du salaire annuel de la victime pour
le conjoint survivant non divorcé ou séparé de corps, à la condition que le
mariage ait été contracté antérieurement à l'accident.

En cas de nouveau mariage, le conjoint cesse d'avoir droit à la rente mentionnée ci-dessus ; il lui sera alloué, dans ce cas, le triple de cette rente à titre
d'indemnité totale.

b) Pour les enfants, légitimes ou naturels, reconnus avant l'accident,
orphelins de père ou de mère, âgés de moins de seize ans, une rente calculée
sur le salaire annuel de la victime à raison de 15 o/o de ce salaire s'il n'y a
qu'un enfant, de 25 o/o s'il y en a deux, de 35 o/o s'il y en a trois et de 40 o/o
s'il y en a quatre ou un plus grand nombre.

Pour les enfants, orphelins de père et de mère, la rente est portée pour
chacun d'eux à 20 o/o du salaire.

L'ensemble de ces rentes ne peut, dans le premier cas, dépasser 40 o/o du
salaire ni 60 o/o dans le second.

c) Si la victime n'a ni conjoint ni enfant dans les termes des paragraphes
a et *b*, chacun des ascendants et descendants qui étaient à sa charge recevra

une rente viagère pour les ascendants et payable jusqu'à seize ans pour les descendants. Cette rente sera réglée à 10 o/o du salaire annuel de la victime, sans que le montant total des rentes ainsi allouées puisse dépasser 30 o/o.

Chacune des rentes prévues par le paragraphe *c* est, le cas échéant, réduite proportionnellement.

Les rentes constituées en vertu de la présente loi sont payables à la résidence du titulaire, ou au chef-lieu de canton de cette résidence, et, si elles sont servies par la Caisse nationale des retraites, chez le préposé de cet établissement désigné par le titulaire.

Elles sont payables par trimestre et à terme échu : toutefois, le tribunal peut ordonner le payement d'avance de la moitié du premier arrérage.

Ces rentes sont incessibles et insaisissables.

Les ouvriers étrangers, victimes d'accidents, qui cesseraient de résider sur le territoire français, recevront, pour toute indemnité, un capital égal à trois fois la rente qui leur avait été allouée.

Il en sera de même pour leurs ayants droit étrangers cessant de résider sur le territoire français, sans que toutefois le capital puisse alors dépasser la valeur actuelle de la rente d'après le tarif visé à l'article 28.

Les représentants étrangers d'un ouvrier étranger ne recevront aucune indemnité si, au moment de l'accident, ils ne résidaient pas sur le territoire français.

Les dispositions des trois alinéas précédents pourront, toutefois être modifiées par traités dans la limite des indemnités prévues au présent article, pour les étrangers dont les pays d'origine garantiraient à nos nationaux des avantages équivalents.

ART. 4 (*modifié par la loi du* 31 *mars* 1905). — Le chef d'entreprise supporte, en outre, les frais médicaux et pharmaceutiques et les frais funéraires. Ces derniers sont évalués à la somme de 100 francs au maximum.

. . . .

Toutes les dispositions de la loi qui concernent les indemnités sont d'*ordre public*, c'est-à-dire que toute convention dérogatoire est nulle de plein droit. Les conventions qui n'ont pas pour effet d'assurer à la victime ou à ses ayants droit tout ce qui leur est dû en vertu du tarif légal, les transactions destinées à régler l'indemnité sur d'autres bases que les bases légales, les contrats admettant une retenue de salaire employée à couvrir la prime d'assurance, la substitution d'un capital au payement d'une rente qui dépasse cent francs, sont frappées de nullité par l'article 30 de la loi, qui édicte des peines applicables aux personnes contrevenant à la loi (*Modifica ion du* 31 *mars* 1905.)

En effet, il ne doit pas dépendre de l'ouvrier d'abandonner les droits qu'il tient de la loi. L'introduction dans la loi d'un principe qui lui interdit cette faculté est une mesure très sage. Elle empêchera que le blessé, pour avoir accepté une transaction qui diminue ou supprime la rente, ne retombe à la charge de l'Assistance publique, ou n'aille grossir la foule des demi-indigents.

Le caractère d'ordre public de la loi a été affirmé à nouveau par un arrêt de rejet de la Chambre civile du 7 décembre 1910 : le juge, dans le règlement des indemnités dues aux victimes d'accidents, n'est lié par l'accord des parties que si celui-ci est conforme aux prescriptions légales.

LA PROCÉDURE DANS LES AFFAIRES D'ACCIDENTS DU TRAVAIL

Compétence. — Prescription. — Procédure.

La procédure spéciale, organisée par les articles 11 à 22 de la loi du 9 avril 1898, modifiée par les lois du 22 mars 1902 et du 31 mars 1905, se propose d'être facile, rapide et peu coûteuse. Pour réaliser ce dernier desideratum, la loi accorde le bénéfice de l'assistance judiciaire à la victime et à ses ayants droit (art. 22), exempte des droits de timbre et d'enregistrement des pièces de la procédure et institue la délivrance gratuite de tous les actes faits ou rendus en vertu et pour l'exécution de la loi : procès-verbaux, certificats, actes de notoriété, significations, jugements (art. 29).

A. *Compétence.* — (Art. 15, 16 et 17). — 1° Le *juge de paix* du canton où l'accident s'est produit est seul compétent pour connaître des contestations relatives aux frais funéraires et aux indemnités temporaires. Il prononce en dernier ressort, à quelque chiffre que la demande puisse s'élever, et dans les quinze jours. Les indemnités temporaires sont dues jusqu'au jour du décès ou jusqu'à la *consolidation*. Le juge de paix statue donc sur les indemnités journalières, qu'il s'agisse d'incapacité permanente, absolue ou partielle, aussi bien que d'incapacité temporaire.

La consolidation, aux termes de la loi (expression introduite dans l'article 15 de la loi du 31 mars 1905), est le moment où la victime se trouve, soit complètement guérie, soit définitivement atteinte d'une incapacité permanente.

Si l'une des parties soutient, avec un certificat médical à l'appui, que l'incapacité est permanente, le juge de paix doit se déclarer incompétent par une décision dont il transmet, dans les trois jours, expédition au président du tribunal civil. Il fixe en même temps, s'il ne l'a fait antérieurement, l'indemnité journalière.

Le juge de paix connaît des demandes relatives au payement des frais médicaux et pharmaceutiques, jusqu'à 300 francs en dernier ressort, et à quelque chiffre que ces demandes s'élèvent, mais dans ce cas à charge d'appel, dans la quinzaine de la décision.

Les décisions du juge de paix relatives à l'indemnité journalière sont exécutoires nonobstant opposition. Ces décisions sont susceptibles de recours en cassation pour violation de la loi.

Il n'en serait pas de même des décisions sur les frais médicaux et pharmaceutiques. Elles peuvent être frappées d'opposition, lorsqu'elles ont été rendues par défaut, dans les trois jours de la signification du jugement.

Le juge de paix du canton, où est situé l'établissement auquel appartient la victime, devient compétent quand l'accident s'est produit en territoire étranger, et il peut le devenir, sur la requête de la victime ou de ses ayants droit, quand l'accident s'est produit dans un autre canton.

2° Le *tribunal civil* est compétent pour décider, en cas d'incapacité permanente, la fixation du point de départ de la rente d'incapacité et la détermination de la rente même. Il connaît, en outre, de la demande en revision de l'indemnité, fondée sur une aggravation ou une atténuation de l'infirmité de la victime, ou son décès par suite des conséquences de l'accident.

La pratique de la *révision* est instituée par l'article 19. Le législateur a prévu le cas où l'état de la victime, d'après lequel l'indemnité a été fixée, viendrait à se modifier. Il a décidé qu'il serait alors loisible au chef d'industrie ou à la victime, selon l'événement, de remettre en question le chiffre de l'indemnité. L'exercice de ce droit est d'ailleurs limité à un laps de temps de trois années (Voir plus loin l'art. 19).

B. Prescription. — L'action en indemnité se prescrit par un an à dater du jour de l'accident ou de la clôture de l'enquête du juge de paix, ou de la cessation du payement de l'indemnité temporaire, suivant le cas. M. CABOUAT pense que, si l'état de la victime et les caractères de la blessure permettent de redouter pour l'avenir la survenance d'une incapacité de travail, il ne dépend que des parties de suspendre par un arrangement conventionnel le cours de la prescription (1).

C. Procédure. — « Dans tous les cas où l'accident est de nature à entraîner la mort ou une incapacité permanente, le législateur a prescrit une enquête d'office destinée à réunir tous les éléments propres à éclairer la religion du président chargé, ainsi que nous le verrons bientôt, d'une mission de conciliation, ou celle du tribunal, lorsque les parties n'ont pu se mettre d'accord. Cette innovation a le double avantage d'entraîner une économie de frais et de permettre une solution plus rapide des différends nés des accidents du travail. » (2).

Le législateur a marqué le point de départ de cette enquête en faisant une obligation, avec sanction pénale (art. 14), au chef d'entreprise, de la déclaration de l'accident.

1° *Déclaration et enquête.* — Les conditions dans lesquelles doivent être faites la déclaration et l'enquête sont établies par les articles 11 à 14 de la loi :

ART. 11 (*modifié par la loi du 22 mars 1902*). — Tout accident ayant occasionné une incapacité de travail doit être déclaré dans les quarante-huit heures, non compris les dimanches et jours fériés, par le chef d'entreprise ou ses préposés, au maire de la commune qui en dresse procès-verbal et en délivre immédiatement récépissé.

La déclaration et le procès-verbal doivent indiquer, dans la forme réglée par décret (3), les nom, qualité et adresse du chef de l'entreprise, le lieu précis, l'heure et la nature des blessures, les noms et adresses des témoins.

Dans les quatre jours qui suivent l'accident, si la victime n'a pas repris son travail, le chef d'entreprise doit déposer à la mairie, qui lui en délivre immédiatement récépissé, un certificat de médecin indiquant l'état de la victime, les suites

---

(1) J. CABOUAT : *Réformes réalisées par la loi du 22 mars 1902 en matière d'accidents du travail*, 1903, p. 44.
(2) Circ. du Garde des Sceaux, 10 juin 1899, *Rec.* 1, p. 66.
(3) Décret du 23 mars 1902, *Rec.* 1, p. 194.

probables de l'accident et l'époque à laquelle il sera possible d'en connaître le résultat définitif (1).

La déclaration d'accident pourra être faite dans les mêmes conditions par la victime ou ses représentants jusqu'à l'expiration de l'année qui suit l'accident.

. . . .

ART. 12 (*modifié par la loi du 22 mars 1902*). — Dans les vingt-quatre heures qui suivent le dépôt du certificat, et au plus tard dans les cinq jours qui suivent la déclaration de l'accident, le maire transmet au juge de paix du canton où l'accident s'est produit la déclaration et soit le certificat médical, soit l'attestation s'il n'a pas été produit de certificat.

Lorsque, d'après le certificat médical, produit en exécution du paragraphe précédent ou transmis ultérieurement par la victime à la justice de paix, la blessure paraît devoir entraîner la mort ou une incapacité permanente (2), absolue ou partielle de travail, ou lorsque la victime est décédée, le juge de paix, dans les vingt-quatre heures, procède à une enquête à l'effet de rechercher:

1° La cause, la nature et les circonstances de l'accident ;

2° Les personnes victimes et le lieu où elles se trouvent, le lieu et la date de leur naissance ;

3° La nature des lésions ;

4° Les ayants droit pouvant, le cas échéant, prétendre à une indemnité, le lieu et la date de leur naissance ;

5° Le salaire quotidien et le salaire annuel des victimes ;

6° La Société d'assurance à laquelle le chef d'entreprise était assuré ou le Syndicat de garantie auquel il était affilié.

. . . .

ART. 13. — L'enquête a lieu contradictoirement dans les formes prescrites par les articles 35, 36, 37, 38 et 39 du Code de procédure civile en présence des parties intéressées ou celles-ci convoquées d'urgence par lettre recommandée.

Le juge de paix doit se transporter auprès de la victime de l'accident qui se trouve dans l'impossibilité d'assister à l'enquête.

Lorsque le certificat médical ne lui paraîtra pas suffisant, le juge de paix pourra désigner un médecin pour examiner le blessé.

Il peut aussi commettre un expert pour l'assister dans l'enquête.

Il n'y a pas lieu, toutefois, à nomination d'expert dans les entreprises administrativement surveillées, ni dans celles de l'État placées sous le contrôle d'un service distinct du service de gestion, ni dans les établissements nationaux où s'effectuent des travaux que la sécurité publique oblige à tenir secrets. Dans ces divers cas, les fonctionnaires chargés de ce qui concerne les exploitations minières, les délégués à la sécurité des ouvriers mineurs, transmettent au juge de paix, pour être joint au procès-verbal d'enquête, un exemplaire de leur rapport.

Sauf les cas d'impossibilité matérielle dûment constatés dans le procès-

---

(1) Le chef d'entreprise est dispensé de fournir le certificat médical : 1° S'il y a eu mort immédiate ; 2° S'il apporte une attestation d'un médecin constatant que la victime a refusé de se laisser visiter par lui et a mis ainsi un obstacle matériel à la production du certificat.

(2) Lorsque le médecin n'a pu conclure d'une façon précise le juge de paix se comporte comme si l'accident devait amener une incapacité permanente et il procède à l'enquête ; mais il peut apprécier ensuite s'il doit envoyer le dossier au tribunal.

verbal, l'enquête doit être close dans le plus bref délai et, au plus tard, dans les dix jours à partir de l'accident. Le juge de paix avertit, par lettre recommandée, les parties, de la clôture de l'enquête et du dépôt de la minute au Greffe, où elles pourront, pendant un délai de cinq jours, en prendre connaissance et s'en faire délivrer une expédition, affranchie du timbre et de l'enregistrement. A l'expiration de ce délai de cinq jours, le dossier de l'enquête est transmis au président du tribunal civil de l'arrondissement.

L'enquête du juge de paix a pour but d'indiquer : 1º si l'accident est bien un de ceux auxquels s'applique la loi ; 2º quelles sont les personnes victimes de l'accident et leurs ayants droit; 3º la nature des lésions produites par l'accident; 4º le salaire de la victime qui servira de base à l'indemnité.

Il peut se faire dans le cas de mort de la victime, que l'*autopsie* de son cadavre soit utile à la recherche de la cause, de la nature et des circonstances de l'accident.

Le juge de paix possède, en vertu de la loi du 9 avril 1898, les pouvoirs les plus étendus ; il lui appartient de procéder à toutes les constatations, de recueillir tous les renseignements de nature à fournir ultérieurement au juge du fond les éléments d'appréciation qui lui sont nécessaires pour donner à l'affaire une solution définitive. Son enquête doit être complète lorsqu'elle est adressée au président du tribunal chargé de la tentative de conciliation, et l'un de ses éléments essentiels consiste dans la détermination de la *cause du décès. Si l'autopsie seule peut la révéler, le juge de paix doit l'ordonner.*

C'est là, toutefois, une mesure extrême à laquelle on ne saurait recourir qu'en cas de nécessité absolue et en prenant toutes les précautions propres à atténuer les légitimes susceptibilités de la famille.

Au surplus l'autopsie ne sera que rarement nécessaire. Le patron répond des conséquences des accidents survenus dans leur travail à ses ouvriers ou employés. Si l'accident a pour conséquence la mort, la loi trouve son application alors même que la blessure n'en serait pas la cause exclusive. Il suffit qu'il existe un lien entre l'accident et le décès.

Il semble que l'autopsie ne soit indispensable que dans les hypothèses où il y a doute sur le point de savoir si le décès se rattache à l'accident. C'est ce qui peut arriver dans le cas où, plusieurs jours après une chute ou une explosion qui n'a pas occasionné de lésions extérieures, ni entraîné un état morbide apparent, il se produit un décès dont la cause n'apparaît pas *a priori*
L'autopsie permettra alors de découvrir les lésions internes et de les rattacher, soit à l'accident, soit à un état de maladie préexistant. Il est, dans ce cas, du devoir du juge de paix de l'ordonner (1).

____

(1) Circ. du Garde des Sceaux, 22 août 1901; *Rec.* 1, p. 179.

Il importe cependant de rappeler qu'on ne peut, hors le cas de présomption de crime, porter atteinte à l'intégrité d'un cadavre qu'avec l'assentiment de la famille.

Si le juge de paix, jugeant une autopsie nécessaire, se heurte à une opposition des ayants droit, il doit, dans son procès-verbal, donner acte de leur refus et des motifs invoqués pour le justifier. Comme les ayants droit sont demandeurs dans l'instance, ils ont à administrer la preuve de la relation de cause à effet entre le décès de la victime et l'accident. Par suite en s'opposant à un mode d'investigation aussi important que l'autopsie, ils risquent de compromettre leurs intérêts.

2° *Procédure devant les justices de paix.* — La compétence du juge de paix s'étend, comme nous l'avons dit : à l'indemnité journalière, aux frais funéraires et aux frais médicaux et pharmaceutiques.

Pour la procédure devant le juge de paix, la loi de 1898 n'a posé aucune règle exceptionnelle. On devra donc suivre les prescriptions du Code de procédure civile, art. 21 à 23, et notamment, quoique les contestations de cette nature présentent une certaine urgence, on devra passer par le préliminaire de conciliation, à moins que le juge de paix n'apprécie dans une ordonnance rendue à la requête de la victime, qu'il y a des circonstances exceptionnelles, suffisantes pour en motiver la dispense. — Le juge de paix, saisi de la demande en paiement des frais funéraires et de maladie, et de l'indemnité temporaire, statuera comme en toute autre matière. Il aura le droit d'ordonner des mesures d'instruction, enquête ou expertise, si les renseignements donnés par les parties ne lui sont pas suffisants pour fixer l'indemnité journalière ou si les mémoires des médecins, des pharmaciens, des gardes-malades, des fabriques, etc., lui paraissent exagérés (1).

« Aucune des indemnités déterminées par la loi ne peut être attribuée à la victime qui a intentionnellement provoqué l'accident. Mais le juge de paix n'a pas à rechercher s'il y a eu faute, même inexcusable, du chef d'industrie ou de

---

(1) H. FERRETTE et Ch. FLORENTIN : *Les Accidents du travail*, 1900, p. 208.

l'ouvrier ; cette circonstance est sans influence sur le chiffre de la condamnation (1). »

3° *La conciliation devant le président du tribunal civil.* — Les litiges qui sont soumis au président du tribunal en audience de conciliation se rapportent : 1° à la détermination d'une rente en cas de mort ou d'incapacité permanente, quel que soit le taux de la rente réclamée ; 2° à la qualification de l'industrie cause de l'accident qui peut être ou non assujettie à la loi ; 3° aux contestations sur la non-recevabilité de la demande en indemnité pour cause de faute intentionnelle de la victime ; 4° aux demandes en revision de l'indemnité.

Les conditions dans lesquelles aura lieu la conciliation sont réglées par l'article 16, 1er et 2e alinéas.

ART. 16 (*modifié par la loi du 31 mars 1905*). — En ce qui touche les autres indemnités prévues par la présente loi, le président du tribunal de l'arrondissement, dans les cinq jours de la transmission du dossier, si la victime est décédée avant la clôture de l'enquête, ou, dans le cas contraire, dans les cinq jours de la production par la partie la plus diligente, soit de l'acte de décès, soit d'un accord écrit des parties reconnaissant le caractère permanent de l'incapacité, ou bien de la réception de la décision du juge de paix visée au troisième alinéa de l'article précédent, ou enfin, s'il n'a été saisi d'aucune de ces pièces, dans les cinq jours précédant l'expiration du délai de prescription prévu à l'article 18, lorsque la date de cette expiration lui est connue, convoque la victime ou ses ayants droit, le chef d'entreprise, qui peut se faire représenter, et, s'il y a assurance, l'assureur. *Il peut, du consentement des parties, commettre un expert dont le rapport doit être déposé dans le délai de huitaine.*

En cas d'accord entre les parties, conforme aux prescriptions de la présente loi, l'indemnité est définitivement fixée par l'ordonnance du président qui en donne acte, en indiquant, sous peine de nullité, le salaire de base et la réduction que l'accident aura fait subir au salaire.

. . . .

Si l'accord n'a pas lieu, le magistrat rend une ordonnance de non-conciliation et renvoie l'affaire devant le tribunal civil. Si le président estime qu'il est difficile d'apprécier le préjudice causé à la victime, il remet sa décision à plus tard.

4° *Procédure devant les tribunaux de première instance.* — Les tribunaux civils sont appelés à connaître : des allocations de rentes pour incapacité permanente, de l'époque à partir de laquelle doivent courir les arrérages de la rente et de la recevabilité des demandes en revision de l'indemnité.

---

(1) Circ. du Garde des Sceaux, 10 juin 1899, Rec. 1, p. 71.

Art. 16 *(suite)*. — En cas de désaccord, les parties sont renvoyées à se pourvoir devant le tribunal, qui est saisi par la partie la plus diligente et statue comme en matière sommaire conformément au titre XXIV du livre II du Code de procédure civile. Son jugement est exécutoire par provision.

En ce cas, le président, par son ordonnance de renvoi et sans appel, peut substituer à l'indemnité journalière une provision inférieure au demi-salaire, ou, dans la même limite, allouer une provision aux ayants droit. Ces provisions peuvent être allouées ou modifiées en cours d'instance par voie de référé sans appel. Elles sont incessibles et insaisissables et payables dans les mêmes conditions que l'indemnité journalière.

Les arrérages des rentes courent à partir du jour du décès ou de la consolidation de la blessure, sans se cumuler avec l'indemnité journalière ou provision.

Dans les cas où le montant de l'indemnité ou de la provision excède les arrérages dus jusqu'à la date de la fixation de la rente, le tribunal peut ordonner que le surplus sera précompté sur les arrérages ultérieurs dans la proportion qu'il détermine.

S'il y a assurance, l'ordonnance du président ou le jugement fixant la rente allouée spécifie que l'assureur est substitué au chef d'entreprise dans les termes du titre IV de façon à supprimer tout recours de la victime contre le dit chef d'entreprise.

Art. 19 *(modifié par la loi du 31 mars 1905)*. — La demande en revision de l'indemnité, fondée sur une aggravation ou une atténuation de l'infirmité de la victime, ou son décès par suite des conséquences de l'accident, est ouverte pendant trois ans à compter, soit de la date à laquelle cesse d'être due l'indemnité journalière, s'il n'y a point eu attribution de rente, soit de l'accord intervenu entre les parties ou la décision judiciaire passée en force de chose jugée, même si la pension a été remplacée par un capital en conformité de l'article 21.

Dans tous les cas, sont applicables à la revision les conditions de compétence et de procédure fixées par les articles 16, 17 et 22. Le président du tribunal est saisi par voie de simple déclaration au greffe.

S'il y a accord entre les parties, conforme aux prescriptions de la présente loi, le chiffre de la rente revisée est fixé par ordonnance du président, qui donne acte de cet accord en spécifiant, sous peine de nullité, l'aggravation ou l'atténuation de l'infirmité.

En cas de désaccord, l'affaire est renvoyée devant le tribunal, qui est saisi par la partie la plus diligente et qui statue comme en matière sommaire et ainsi qu'il est dit à l'article 16.

Au cours des trois années pendant lesquelles peut s'exercer l'action en revision, le chef d'entreprise pourra désigner au président du tribunal un médecin chargé de le renseigner sur l'état de la victime.

Cette désignation, dûment visée par le président, donnera audit médecin accès trimestriel auprès de la victime. Faute par la victime de se prêter à cette visite, tout payement d'arrérages sera suspendu par décision du président qui convoquera la victime par simple lettre recommandée.

Les demandes prévues à l'article 9 doivent être portées devant le tribunal au plus tard dans le mois qui suit l'expiration du délai imparti pour l'action en revision.

5° *Procédure devant les cours d'appel et la Cour de cassation.*

— « Les jugements rendus en vertu de la loi du 9 avril 1898

sout susceptibles d'appel selon les règles du droit commun », dit l'article 17, et, comme le législateur a voulu que la procédure soit très rapide, cet article contient la disposition suivante :

Toutefois, l'appel, sous réserve des dispositions de l'article 449 du Code de procédure civile, devra être interjeté dans les trente jours de la date du jugement s'il est contradictoire, et s'il est par défaut, dans la quinzaine à partir du jour où l'opposition ne sera plus recevable.

L'opposition ne sera plus recevable en cas de jugement par défaut contre partie, lorsque le jugement aura été signifié à personne, passé le délai de quinze jours à partir de cette signification.

La Cour statuera d'urgence dans le mois de l'acte d'appel. Les parties pourront se pourvoir en cassation.

Au cours de la procédure devant les tribunaux civils et les cours d'appel, le tribunal peut appeler un ou plusieurs médecins à lui fournir des rapports détaillés sur l'état du malade. Son choix est limité par le dernier alinéa de l'article 17, ainsi conçu :

Toutes les fois qu'une expertise médicale sera ordonnée, soit par le juge de paix, soit par le tribunal ou par la Cour d'appel, l'expert ne pourra être le médecin qui a soigné le blessé, ni un médecin attaché à l'entreprise ou à la Société d'assurance à laquelle le chef d'entreprise est affilié.

Les pages que nous venons de consacrer à l'étude de la procédure, et les citations que nous avons faites du texte de la loi, ne seront pas inutiles à nos lecteurs, croyons-nous : en effet, l'exposé que nous avons donné de la procédure, nous permettra d'être plus clair dans l'étude des interventions médicales qu'elle comporte et que nous allons maintenant examiner.

INTERVENTIONS DU MÉDECIN AU COURS DE LA PROCÉDURE

Certificats. — Consultations médico-légales. — Surveillance médicale de la victime. — Expertises et rapports. — Assistance aux enquêtes et expertises. — Responsabilité du médecin.

Au cours de la procédure, dans une affaire d'accidents du travail, le médecin peut être appelé : 1º à délivrer des *certificats* concernant le blessé ; 2º à donner une *consultation médico-légale* à l'une des parties ; 3º à exercer, comme représentant de la personne responsable de l'accident (chef d'entreprise ou assureur), une *surveillance médicale* sur la victime ; 4º à conduire une *expertise* et à rédiger un *rapport* ; 5º à assister, comme *représentant de l'une des parties, aux opérations judiciaires* : enquête du juge de paix, travaux des experts. Quelques-uns de ces actes médicaux engagent formellement la *responsabilité* civile et la responsabilité pénale du médecin.

Les questions soulevées par l'intervention du médecin au cours de la procédure ont été particulièrement éclairées par les modifications apportées, récemment, par la loi du 31 mars 1905, aux dispositions de la loi du 9 avril 1898, après avoir été résolues diversement par les commentateurs et la jurisprudence (1).

A. CERTIFICATS. — Le certificat est un acte officieux, rédigé sur la demande d'un particulier et destiné à constater un fait d'ordre médical, quelquefois à interpréter aussi ce fait (VIBERT).

Nous allons indiquer, successivement, pour ce qui concerne les accidents du travail : 1º la qualité des médecins appelés à fournir des certificats; 2º les circonstances dans lesquelles ces certificats sont demandés, et, par suite, les différentes espèces de certificats ; 3º les renseignements qu'ils doivent contenir ; 4º les conditions dans lesquelles ils doivent être faits ; 5º la façon d'examiner le malade sur l'état duquel on doit délivrer un certificat ; 6º la façon de rédiger ce certificat.

1º Qualité des médecins appelés à fournir des certificats, leur droit de refuser. — Les certificats doivent être établis

---

(1) VIBERT : *Précis de médecine légale.* — G. BROUARDEL : *Les accidents du travail,* 1903. — THOINOT : *Les accidents du travail et les affections médicales d'origine traumatique,* 1904. — OLLIVE et LE MEIGNEN : *Les accidents du travail, jurisprudence et médecine légale,* 1904. — BOYER : *La consolidation dans les accidents du travail,* 1904. — FORGUE et JEANBRAU : *Guide pratique du médecin dans les accidents du travail,* 1909. — LECTORIÉ et FLOQUET : *Droit médical ou Code des médecins.* — MOYE : *Les expertises médicales devant les tribunaux civils,* 1899. — MAUCLAIRE : *Les certif. chirurgicaux pour les acc. du tr.,* Ann. d'hyg. pub. et de méd. lég., 1903, tome I, p. 393.

par des personnes autorisées à exercer la médecine ; c'est-à-dire les *docteurs en médecine*, les *officiers de santé*, les *étudiants en médecine*, qui se trouvent dans les conditions déterminées par l'article 6 de la loi de 1892, les *internes des hôpitaux* pour les blessés admis dans les hôpitaux, à condition qu'ils soient de nationalité française et, à Paris, qu'ils soient portés sur une liste approuvée par le préfet de la Seine, comme pouvant exercer la médecine dans les établissements de l'Assistance publique (1), les *femmes médecins*.

Le *médecin maire* peut délivrer des certificats et, s'il s'agit du certificat qui accompagne la déclaration, il peut en donner un récépissé au patron ou le faire donner par l'adjoint.

Le *médecin étranger* a le droit de délivrer des certificats, s'il est docteur en médecine d'une faculté française (avec diplôme d'État pour les étudiants étrangers inscrits après 1897) (FORGUE et JEANBRAU). Dans les départements-frontières, le maire ne peut refuser un certificat donné par un médecin du pays voisin, mais il doit signaler au déclarant l'irrégularité de sa procédure (2).

Le médecin sollicité de fournir un certificat a toujours le *droit de refuser*, sans avoir à donner les raisons de son refus. Si le chef d'entreprise ne peut en obtenir un pour le joindre à la déclaration, ou pour tout autre but, il doit demander au juge de paix de désigner un médecin qui agira à titre d'expert (3). Il nous semble, cependant, que *les médecins et chirurgiens des hôpitaux n'ont pas le droit de refuser* un certificat concernant un blessé soigné dans leur service, d'après la circulaire, déjà citée, du Directeur de l'Assistance publique.

M. le Ministre du Commerce a décidé que, toutes les fois qu'un blessé victime d'un accident du travail aurait été transporté dans un hôpital, MM. les chefs de service ne pouvaient se refuser à délivrer les certificats médicaux dont il s'agit, puisqu'ils sont seuls qualifiés pour faire toutes constatations médicales sur les malades traités dans leurs services, et que, d'ailleurs, l'état de ces malades ne saurait être utilement constaté par des médecins du dehors qui n'ont pas été présents au moment du premier pansement fait au blessé.

---

(1) Circ. du dir. de l'Assistance publ. à Paris aux dir. des hôp., 4 mai 1900, *Rec.* I, p. 298, et Bull. du Synd. des méd. de la Seine, 1900, p. 90.
(2) RAMÉ, *Thèse de Paris*, 1901.
(3) Circ. du Ministre du Commerce, 23 mars 1902, *Rec.* I, p. 204, et Avis du Comité consultatif, 7 février 1900, *Rec.* I, p. 239.

2° Circonstances dans lesquelles les certificats sont demandés. — Différentes espèces de certificats. — Obstacle à leur établissement : refus du blessé de se laisser examiner. — a. — Le chef d'entreprise a l'obligation de déclarer, dans les quarante-huit heures, tout accident ayant occasionné une incapacité de travail, en fournissant, dans les quatre jours qui suivent, un certificat médical.

La victime, ou ses représentants, ont le droit de faire la déclaration d'accident jusqu'à l'expiration de l'année qui suit l'accident, afin de pouvoir intenter une action en indemnité. Ils doivent déposer, en même temps, un certificat médical (art. 11).

Ce certificat est appelé : *certificat de premier constat* ou *certificat d'origine.* Il peut être délivré, d'après ce que nous venons de dire, soit par le *médecin du patron*, soit par le *médecin du blessé.*

Tantôt, le médecin demandé par le patron est accepté par l'ouvrier comme médecin traitant, et son certificat d'origine, ainsi que les certificats qu'il peut être appelé à établir ultérieurement, sont les seules bases médicales de l'appréciation du juge de paix et du président du tribunal, à moins que ces magistrats ne considèrent les certificats en question comme insuffisants et n'ordonnent une expertise. Tantôt le médecin appelé par le blessé ou ses proches délivre un certificat qui est accepté par le patron et déposé par lui à la mairie. Tantôt, enfin, deux médecins examinent le blessé, celui qu'il a choisi et celui qui lui est envoyé par le patron ; chacun d'eux établit un certificat ; et l'un et l'autre continuent à visiter le malade, l'un pour le traiter, l'autre pour exercer, dans les conditions indiquées plus loin, une surveillance médicale sur la marche de la maladie.

Le patron s'adresse au médecin de son choix, pour faire établir les certificats. C'est, quand il y a lieu, au médecin de l'entreprise. Si le patron est assuré, le médecin de la compagnie d'assurances intervient.

Le blessé a, de son côté, le *droit de choisir son médecin.* Ce droit, contenu dans la loi de 1898, a été reconnu par la jurisprudence et les commentateurs. La loi du 31 mars 1905 l'établit formellement et punit ceux qui en gênent l'exercice.

Art. 4. — ... La victime peut toujours faire choix elle-même de son médecin et de son pharmacien. Dans ce cas, le chef d'entreprise ne peut être tenu des frais médicaux et pharmaceutiques que jusqu'à concurrence de la somme fixée par le juge de paix du canton où est survenu l'accident, conformément à un tarif qui sera établi par arrêté du Ministre du Commerce, après avis d'une commission spéciale comprenant des représentants de syndicats de médecins et de pharmaciens, de syndicats professionnels ouvriers et patronaux, de sociétés d'assurance contre les accidents du travail et de syndicats de garantie, et qui ne pourra être modifié qu'à intervalles de deux ans (1).

Art. 30. — ... Est passible d'une amende de 16 francs à 300 francs et, en cas de récidive dans l'année de la condamnation, d'une amende de 500 francs à 2.000 francs, sous réserve de l'application de l'article 463 du Code pénal:... toute personne qui, soit par menace de renvoi, soit par refus ou menace de refus des indemnités dues en vertu de la présente loi, aura porté atteinte ou tenté de porter atteinte au droit de la victime de choisir son médecin... (2).

b. Au cours de la procédure, les parties peuvent solliciter du médecin des *certificats additionnels*, destinés à appuyer certaines demandes. Par exemple, la victime fait constater que son incapacité a subi une aggravation notable et paraît devoir rester permanente, pour démontrer qu'une enquête du juge de paix est devenue nécessaire, alors que rien dans le certificat primitif n'en paraissait exiger l'ouverture (3). Ou bien, l'une des parties, en soutenant que l'incapacité est permanente, veut transporter l'affaire, de la juridiction du

---

(1) La loi du 31 mars 1905 ajoute (art. 2) : « Le tarif visé à l'article 4 de la loi du 9 avril 1898 ci-dessus modifié, devra être établi dans un délai de six mois à compter de la promulgation de la présente loi et publié au *Journal officiel*. Il sera appliqué un mois après cette publication, et jusque-là les tarifs d'assistance médicale gratuite resteront transitoirement applicables ».

Le *Journal officiel* du 21 mai 1905 contient un arrêté ministériel nommant la commission spéciale. On trouvera ce tarif plus loin (p. 166).

(2) Toutefois, le droit du choix subit une restriction dans le cas où le patron, usant du droit qui lui est conféré par l'article 5, a affilié ses ouvriers à une Société de secours mutuels fonctionnant régulièrement et assurant à ses membres les soins médicaux et pharmaceutiques. La plupart de ces sociétés astreignent leurs participants à accepter le service médical organisé par elles. Par conséquent, le mutualiste ne peut choisir un médecin qu'à ses frais, sans recours contre le patron. (SACHET.)

Le droit de choisir son médecin peut s'exercer au cours de la procédure : « Le blessé qui, après s'être fait soigner par le médecin patronal, veut *changer de médecin* en cours du traitement, doit en informer le chef d'entreprise et lui en donner les motifs ; si l'ouvrier a choisi un autre médecin que celui de l'entreprise, au moment de l'accident, il doit également faire part de son désir de changer au patron qui supporte les frais médicaux. » Tribunal de Nantes, 23 février 1903. (FORGUE et JEANBRAU, p. 4.)

(3) Rapport MIRMAN, du 18 mars 1902, Ch. des dép., sess. ord. ann. n° 3008, p. 341.

juge de paix à celle du tribunal, d'après l'article 15 de la loi, 3e alinéa.

c. Lorsque le blessé a été atteint d'une incapacité temporaire et qu'il se trouve guéri, le médecin (celui du blessé ou celui de l'assurance) l'examine et dresse un *certificat de guérison*, sur lequel se fonde le juge de paix pour fixer la date à laquelle doit cesser le payement du demi-salaire. Il est indiqué de faire un tel certificat seulement lorsque le blessé peut, sans aucun danger ni aucune gêne, reprendre son travail.

d. Lorsque le blessé est atteint d'une incapacité permanente, le médecin est appelé à établir un *certificat de consolidation*.

Le mot de consolidation n'a été introduit dans la loi qu'en mars 1905. Le législateur de 1898 avait négligé de préciser quel serait le point de départ de la rente. Les tribunaux adoptèrent, dans les premiers temps, des solutions très différentes : le jour même de l'accident, le jour de l'accord amiable des parties devant le président du tribunal en audience de conciliation, à défaut d'accord, le jour de la décision définitive rendue par le tribunal ou par la Cour d'appel, le jour de la demande en règlement d'indemnité. Enfin, après plusieurs tribunaux et Cours d'appel, la Cour de cassation fixa le point de départ de la rente au jour de la consolidation de la blessure. (Chambre civile, 7 janvier 1902 ; — Chambre des requêtes, 24 février 1902.)

Le terme de *consolidation* paraît avoir été employé pour la première fois, au cours des débats parlementaires, par M. Louis RICARD, Garde des Sceaux, le 28 octobre 1897. L'orateur, du reste, le prenait dans une acception jusque-là inusitée : « C'est seulement lorsqu'il est certain que le blessé ne peut pas être guéri, lorsque la blessure est *consolidée*, lorsqu'il est certain que l'ouvrier ne pourra plus désormais travailler, qu'il est atteint d'une incapacité permanente absolue de travail, que s'ouvre pour lui le droit à la pension des deux tiers » (1). Cette expression fut défendue par M. MIRMAN, rapporteur de la loi du 31 mars 1905, et fut admise dans l'article 15 : « *Les indemnités temporaires sont dues jusqu'au jour du décès ou jusqu'à la consolidation de la blessure, c'est-à-dire jusqu'au jour où la victime se trouve, soit complètement guérie, soit définitivement atteinte d'une incapacité permanente.* »

On peut encore définir la consolidation : le moment où, aucune complication prochaine n'étant plus à craindre, le travail est possible sans nuire à l'état du blessé ; ou bien, dans le cas d'incapacité absolue, le moment où, le traitement étant terminé, il est certain que l'invalidité de l'ouvrier sera désormais totale (2).

On voit que la consolidation d'une fracture est, en ce sens, beaucoup plus tardive que sa consolidation anatomique.

Quand l'état du blessé indique, dès le premier jour, que l'incapacité permanente absolue est définitive (cas d'un homme qui a perdu les deux

---

(1) DUCHAUFFOUR, *Ann. d'hyg. publ. et de méd. lég.*, octobre 1902, p. 314.
(2) DUCHAUFFOUR, *Ann. d'hyg. publ. et de méd. lég.*, février 1903.

yeux ou deux membres), on n'a pas à se préoccuper du jour de la consolidation ; le jour de l'accident est le point de départ de la rente. (Cour de Paris, 23 novembre 1901.)

Le certificat de consolidation sert à la compagnie d'assurances, pour proposer au sinistré, devant le président du tribunal civil, en audience de conciliation, une rente annuelle et viagère, et au blessé, pour justifier sa demande en indemnité. Il marque, en outre, le terme du demi-salaire (FORGUE et JEANBRAU, p. 49).

e. Enfin, lorsque l'affaire est réglée depuis moins de trois ans, on peut demander au médecin des *certificats en vue d'obtenir la révision.*

L'action en révision peut être demandée : par le blessé, quand il y a aggravation de l'incapacité; par ses ayants droit, quand il y a décès ; par le patron ou l'assureur, quand il y a atténuation de l'infirmité.

L'établissement de certificats des différentes espèces que nous venons d'énumérer, suppose *l'acceptation du blessé de se laisser examiner.* Or, *le blessé peut s'y refuser.* Dans ce cas le médecin délégué par le patron devra se retirer et délivrer à celui-ci une attestation relatant le refus opposé à sa demande. De plus le blessé peut, après s'être prêté à l'examen, refuser de laisser établir le certificat. Là encore le médecin devra prendre acte de ce refus et le certifier au patron. FORGUE et JEANBRAU conseillent d'insister auprès de la victime pour la persuader d'abandonner une attitude qui compromet son droit à l'indemnité. L'ouvrier qui s'obstinerait dans son refus, allant ainsi à l'encontre de son intérêt, devrait être surveillé au point de vue mental.

3° *Contenu des certificats.* — a. Le certificat d'origine, aux termes de la loi, doit indiquer « l'état de la victime, les suites probables de l'accident et l'époque à laquelle il sera possible d'en connaître le résultat définitif ». La circulaire du Ministre du Commerce du 21 août 1899 dit :

1° L'état de la victime au moment de la délivrance du certificat et le caractère de la blessure reçue ;

2° Les suites probables de l'accident (mort, incapacité permanente absolue, incapacité permanente partielle, incapacité temporaire de telle ou telle durée) ;

3° L'époque à laquelle il sera possible d'en connaître le résultat définitif.

Par état de la victime, il faut entendre, non seulement l'état local, mais l'état de santé dans son ensemble. On fera donc un examen complet du sujet. Les imprimés fournis par les compagnies d'assurances n'offrent qu'un cadre insuffisant.

Il est difficile, par contre, de donner des réponses exactes, dans les quatre premiers jours, aux questions 2º et 3º. On devra y répondre cependant, toutes les fois que cela sera possible. Quand on ne croira pas pouvoir donner de pronostic certain sur les résultats ultérieurs du traumatisme, il sera bon de terminer le certificat, comme l'indique une circulaire du Directeur de l'Assistance publique, par cette formule : « Le soussigné déclare qu'en l'état actuel, il lui est absolument impossible de pronostiquer les suites probables de l'accident, ni d'indiquer l'époque à laquelle il sera possible d'en connaître le résultat définitif » (1).

b. Les certificats additionnels doivent indiquer les modifications survenues dans l'état du blessé.

c. Le certificat de guérison mentionne la constatation faite par le médecin.

d. Le certificat de consolidation doit indiquer : 1º la nature de la blessure consolidée ; 2º la date de la consolidation ; 3º si l'incapacité de travail permanente qui en résulte est totale ou partielle ; 4º en cas d'incapacité permanente partielle, quelle réduction de capacité professionnelle en est la conséquence (FORGUE et JEANBRAU). — On peut l'appeler *certificat capacitaire.*

e. Le certificat fait en vue de la révision indiquera : en cas d'aggravation, l'état de la victime et les modifications qui ont pu survenir depuis le règlement de l'affaire, la diminution de la capacité professionnelle qui en est résultée ; — en cas d'atténuation, l'état de la victime et les modifications qu'il a subies depuis le règlement, l'augmentation de capacité qui a pu en résulter ; — en cas de décès, si le décès est la conséquence de l'accident ; il peut alors s'appuyer sur l'autopsie ou provoquer une décision judiciaire qui la rend obligatoire.

---

(1) Circ. du dir. de l'Assist. publ. aux dir. des hôp., 4 mai 1900, *Rec.* 1, p. 297.

4° *Conditions dans lesquelles doivent être faits les certificats.* — Le certificat d'origine doit être établi dans les quatre jours qui suivent l'accident. La déduction des dimanches et jours fériés, autorisée par la loi pour ce qui concerne le délai de déclaration de quarante-huit heures, ne se rapporte pas au délai de production du certificat.

Ce certificat n'est obligatoire que pour les incapacités dont la durée parait devoir dépasser quatre jours (art. 11).

Les certificats ne nécessitent pas le serment.

Tous les certificats peuvent être rédigés sur *papier libre*, les pièces de la procédure, dans les affaires d'accident, étant dispensées du droit de timbre. Il faut toujours ajouter, à la fin du certificat, cette formule : « Certificat délivré sur papier non timbré en vertu et pour l'application de la loi de 1898 sur les accidents du travail ». Cette mention, si le blessé n'appartient pas à une industrie assujettie, dégage la responsabilité du médecin envers l'administration des finances. Il arrive simplement que le certificat n'est plus valable. (FORGUE et JEANBRAU).

L'établissement des certificats nécessaires au fonctionnement de la loi sur les accidents du travail soulève la grave question du secret médical. On s'accorde, assez généralement, à considérer l'auteur d'un certificat comme dégagé de l'obligation du secret médical au même titre que l'expert. Toutefois il est recommandé au médecin habituel d'une personne appelé à lui fournir un certificat à l'occasion d'un accident du travail, et qui peut utiliser la connaissance qu'il a des antécédents du sujet, à se refuser à le faire (OLLIVE et LE MEIGNEN), ou à ne l'accepter qu'après avoir demandé l'autorisation écrite de mentionner tel ou tel syndrome (glycosurie, albuminurie), susceptible d'aggraver les conséquences de l'accident et, après guérison, de faire renvoyer l'ouvrier par le chef d'entreprise (FORGUE et JEANBRAU).

5° *Manière d'examiner le blessé.* — On doit faire un examen complet du malade ; état local : siège, nature, étendue, forme, profondeur des plaies, état septique, lésions profondes; état des organes thoraciques et abdominaux, des vaisseaux, du système nerveux et des organes des sens, comme en cas d'assurance sur la vie. On s'aidera, si cela est nécessaire, de tous les moyens d'exploration spéciaux. — On devra noter dans certains cas l'action néfaste du manque de soins ou de l'application d'un traitement intempestif. — FORGUE et JEANBRAU ne pensent pas qu'on soit obligé de relever, dans un certificat, l'état d'ivresse du blessé. — Pour le certificat de consolidation on devra réunir aux résultats de l'examen les considérations de physiologie professionnelle nécessaires pour donner une appréciation exacte de l'incapacité. — Lorsque l'autopsie sera faite, elle devra être aussi complète que possible.

Lorsqu'on est appelé à donner un certificat au cours de de la procédure, il est bon de prendre connaissance des certificats antérieurs et de l'enquête du juge de paix. — Pendant l'examen du blessé, la prudence exige qu'on soit très réservé dans ses paroles, qu'on ne parle pas au blessé des complications possibles de son affection, qu'on ne lui laisse point soupçonner l'importance de certains symptômes, afin de ne lui donner en rien l'idée d'exagérer ou de simuler.

6° *Manière de rédiger le certificat.* — La rédaction du certificat doit se faire hors de la présence du blessé. On la différera s'il y a intérêt à pratiquer un nouvel examen, et si l'on n'est pas encore arrivé au quatrième jour. — Le certificat doit être rédigé en termes clairs, précis, sans longueurs ; il ne doit pas être surchargé de mots techniques ; il ne doit contenir aucune hypothèse pathogénique.

B. CONSULTATION MÉDICO-LÉGALE. — La consultation médico-légale est un mémoire rédigé, dans l'intérêt d'une partie privée, par un ou plusieurs hommes de l'art chargés de donner leur avis, habituellement, sur des demandes, des rapports ou des mémoires déjà produits (LECHOPIÉ et FLOQUET).

Les compagnies d'assurance, les chefs d'entreprise demandent quelquefois à des médecins particulièrement compétents en l'espèce, un rapport officieux destiné à être produit en justice. Cette pièce est rédigée de la même façon qu'un rapport, mais elle ne nécessite pas le serment.

C. SURVEILLANCE MÉDICALE DU BLESSÉ. — La loi de 1898 admettait tacitement le droit du patron ou de l'assureur à faire surveiller le blessé par un médecin. La loi du 31 mars 1905 établit ce droit, d'une façon formelle :

ART. 4. — ... Au cours du traitement, le chef d'entreprise pourra désigner au juge de paix un médecin chargé de le renseigner sur l'état de la victime. Cette désignation, dûment visée par le juge de paix, donnera audit médecin accès hebdomadaire auprès de la victime en présence du médecin traitant, prévenu deux jours à l'avance par lettre recommandée.

Faute par la victime de se prêter à cette visite, le payement de l'indemnité journalière sera suspendu par décision du juge de paix, qui convoquera la victime par simple lettre recommandée...

ART. 19. — ... Au cours des trois années pendant lesquelles peut s'exercer l'action en révision, le chef d'entreprise pourra désigner au président du tribunal un médecin chargé de le renseigner sur l'état de la victime.

Cette désignation, dûment visée par le président, donnera audit médecin accès trimestriel auprès de la victime. Faute par la victime de se prêter à cette visite, tout payement d'arrérages sera suspendu par décision du président qui convoquera la victime par simple lettre recommandée...

Le médecin admis à surveiller la victime au point de vue médical, a le droit de faire tous les certificats qu'il juge nécessaires.

Il a, principalement, pour devoir de constater l'entretien et l'aggravation volontaire des blessures, le refus de soins et d'opérations, l'emploi de médicaments empiriques et le recours aux guérisseurs, faits qui peuvent être relevés contre la victime, comme fautes inexcusables, de dépister l'exagération et la simulation et de rendre compte du résultat de ses observations au patron ou à l'assureur dont il est le mandataire.

Le médecin peut visiter dans les hôpitaux où ils sont soignés, les blessés qu'il doit surveiller, à condition de se trouver au moment de la visite des chefs de service et alors que les pansements sont enlevés pour les nécessités du traitement (1). En aucun cas le médecin du patron n'a le droit, pour se renseigner, de toucher à un pansement, en dehors de la présence du médecin traitant.

D. EXPERTISE MÉDICO-LÉGALE. — L'*expertise* est l'ensemble des opérations que font les personnes compétentes, désignées

---

(1) Circ. du dir. de l'Assist. publ. aux dir. des hôp., du 28 février 1901, *Rec.* I, p. 299.

à cet effet par un tribunal ou un magistrat, en vue d'arriver, par des recherches ou constatations qui exigent des connaissances spéciales, à la solution de certaines questions soulevées par un procès. Les experts communiquent le résultat de leur examen au tribunal en un *rapport médico-légal*.

1° *Qualité du médecin appelé comme expert.* — L'article 14 de la loi du 30 novembre 1892 sur l'exercice de la médecine établit que « les fonctions de médecins experts près les tribunaux ne peuvent être remplies que par des docteurs en médecine français ». Les officiers de santé possèdent toutefois, d'après un autre article, toutes les prérogatives des docteurs en médecine (art. 29).

D'ailleurs le tribunal peut nommer expert un dentiste, une sage-femme, une personne étrangère à l'art médical. Le cas ne se présentera pas dans les affaires d'accidents du travail. Cependant il pourra arriver qu'un professionnel soit adjoint, comme expert, au médecin chargé d'évaluer une incapacité permanente. D'autre part, d'après MOYE, le médecin étranger pourrait être désigné au même titre qu'une personne étrangère à l'art médical. En outre le droit des parties à choisir l'expert est presque absolu.

Dans les affaires d'accident, une disposition spéciale de la loi de 1898 (art. 17 modifié par la loi du 22 mars 1902), restreint pourtant ce choix. « Toutes les fois qu'une expertise sera ordonnée soit par le juge de paix, soit par le tribunal ou la cour d'appel, l'expert ne pourra être le médecin qui a soigné le blessé, ni un médecin attaché à l'entreprise ou à la société d'assurance à laquelle le chef d'entreprise est affilié » (1).

Le médecin ou le chirurgien d'hôpital qui ont donné des soins dans leur service à un blessé ne peuvent donc être chargés de l'expertise. Mais le fait d'avoir donné une consultation médico-légale à une compagnie dans une affaire

---

(1) Une circulaire du Garde des Sceaux du 7 décembre 1904 (*Bull. de l'office du tr.*, janvier 1905, p. 63) revient sur cette interdiction : « Je suis informé que, malgré cette prohibition, certains magistrats continuent à désigner, pour les renseigner sur l'état de la victime, des médecins attachés à l'établissement où l'accident s'est produit ou à la Compagnie d'assurances appelée à garantir le patron. Je vous prie de vouloir bien rappeler..... etc. »

n'empêche pas d'être commis dans une autre affaire par le tribunal.

2° *Circonstances dans lesquelles sont nommés des experts.* — Ils sont nommés :

a) Par le juge de paix ;

Quand il n'y a pas eu de certificat déposé, les médecins ayant refusé de délivrer cette pièce, ou la victime n'ayant pas accepté l'examen ; quand le certificat produit avec la déclaration paraît insuffisant ; quand deux certificats contradictoires ont été déposés par les parties concernant soit le premier constat, soit l'état ultérieur de la victime (un seul, par exemple, affirmant la guérison) et, dans quelques cas, alors que l'état du blessé s'est modifié, s'aggravant, après avoir fait considérer l'incapacité comme temporaire. La circulaire du Garde des Sceaux du 10 juin 1899 (1) dit à ce sujet :

Le juge de paix n'usera qu'avec une grande réserve de la faculté qui lui est laissée de faire appel à un médecin. Le plus souvent, l'expertise n'aura aucune utilité et il conviendra de s'en tenir au certificat initial. La commission d'un médecin ne sera vraiment nécessaire que dans le cas où ce certificat n'aurait pas été dressé. On est encore trop près de l'accident pour que l'homme de l'art puisse se prononcer en connaissance de cause sur ses conséquences.

Le juge de paix peut encore commettre un expert pour examiner, en cas de décès de la victime, le cadavre et faire l'autopsie.

Nous avons dit plus haut dans quelles conditions le juge de paix peut ordonner cette mesure d'investigation.

Des experts peuvent encore être nommés :

b) Par le président du tribunal, au cours de la tentative de conciliation ;

c) Par le tribunal, si la tentative de conciliation a échoué ;

d) Par la cour d'appel, lorsque les parties ont interjeté appel, soit qu'il s'agisse de l'attribution d'une indemnité et de la fixation du point de départ d'une rente, soit qu'il s'agisse d'une revision d'indemnité, quand les certificats médicaux contenus dans le dossier (d'origine, de consolidation) n'ont

---

(1) *Réc.* i, p. 69.

pas été suffisants à éclairer l'opinion des magistrats, ou quand les certificats et consultations médico-légales fournis par les parties sont contradictoires.

3º *Mode de nomination des experts. — Refus. — Récusation. — Serment.* — Les modes de désignation des experts sont réglés par les articles 302 et suivants du Code de procédure civile.

Les parties ont le droit de choisir leurs experts. Lorsqu'elles se sont mises d'accord sur ce choix, elles en font la déclaration au greffe du tribunal, ou plus simplement désignent les experts par des actes d'avoué à avoué. Les experts sont au nombre de trois. Cependant, il arrive très fréquemment que les parties s'en remettent à un seul expert, afin d'éviter les frais. Si les parties n'arrivent pas à s'accorder sur le choix des experts, le tribunal fait cette désignation, mais les parties ont encore trois jours pour décider librement de leur choix et le déclarer au greffe, rendant ainsi non avenu le choix du tribunal, qui est, jusqu'à l'expiration de ce délai, simplement éventuel. Le jugement qui nomme les experts désigne aussi le juge-commissaire appelé à recevoir leur serment.

L'expert ou les experts désignés reçoivent alors, par huissier, copie du jugement qui les investit, ou plus simplement sont prévenus par lettre des plaideurs ou de leurs avoués. Si le médecin nommé ne veut accepter les fonctions d'expert, il signifie son refus aux avoués par lettre recommandée, sans donner le motif. Une partie peut récuser un expert nommé d'office par le tribunal, notamment pour sa parenté avec l'autre partie, parce qu'il est héritier présomptif ou donataire universel de la partie en question, parce qu'il a bu ou mangé avec le plaideur et aux frais de celui-ci, depuis le jugement qui a ordonné l'expertise. La récusation doit avoir lieu avant la prestation de serment, et les motifs avancés peuvent être prouvés par témoins ; ils sont appréciés et jugés, après audition du ministère public, par le tribunal qui a nommé les experts. L'expert récusé n'est pas averti ni entendu. Si les motifs invoqués étaient injurieux à son égard, il aurait le droit d'intervenir dans l'instance qui a motivé l'expertise par simple acte d'avoué, pour obtenir des dommages-intérêts.

Les experts peuvent être dispensés de la prestation de serment, du consentement des parties. S'il y a lieu à prestation de serment, la partie la plus diligente s'enquiert officieusement du jour et de l'heure qui agréent aux experts, et, après s'être entendue avec ceux-ci, elle adresse une requête au juge désigné à cet effet par le tribunal. Ce magistrat rend une ordonnance convoquant aux lieu, jour et heure fixés tant les experts que les plaideurs. On peut faire prêter serment devant le juge de paix du canton où doit avoir lieu l'expertise. Il n'est pas nécessaire que les parties soient présentes à la prestation de serment. L'expert jure de bien et fidèlement remplir sa mission ou, suivant l'article 41 du Code d'instruction criminelle, de faire son rapport et de donner son avis en honneur et conscience. Le serment prêté, l'expert ne peut se dégager de sa mission, sauf au cas où il y aurait pour lui préjudice grave à l'accomplir.

Les experts doivent indiquer, au moment de la prestation de serment, les jour, lieu et heure où ils procèderont à leurs premières opérations. Les parties ont, en effet, le droit d'assister à ces opérations (art. 315 du Code de procédure civile).

Mais comme les travaux des experts ne peuvent être suivis utilement que par des hommes de l'art, il ne paraît pas admissible que le plaideur puisse y assister en personne. Il est légitime, par contre, qu'il s'y fasse représenter par un médecin.

4° *Conduite de l'expertise. — Pouvoirs des experts. —* L'ordonnance ou le jugement qui désigne les experts leur donne mission de répondre à un certain nombre de questions. Ceux-ci, après avoir prêté serment, commencent les recherches et les examens qui doivent les mettre à même de répondre aux magistrats.

Ils se réunissent, aux lieu, jour et heure convenus, au domicile de l'un d'eux par exemple, et, si les parties ne sont pas présentes, diffèrent ordinairement le commencement des opérations d'une heure environ, avant de passer outre à l'absence de l'une ou de l'autre des parties, ou des deux à la fois. Si l'un s'excuse ou refuse de remplir sa mission, les autres doivent avertir les avoués par lettre recommandée.

Les experts reçoivent copie des pièces du dossier : enquête du juge de paix, certificats médicaux, rapports des ingénieurs, des contremaîtres, de l'inspecteur du travail, témoignages des personnes qui ont assisté à l'accident, ordonnances délivrées par les médecins traitants, etc. Ils ont toute liberté de pratiquer une enquête officieuse en interrogeant des témoins, inspectant les lieux, consultant les registres des hôpitaux, se documentant sur les antécédents du malade.

Les experts examinent le blessé chez lui ou, s'il lui est aisé de se déplacer, chez l'un d'eux. Ils peuvent employer à cet examen toutes les ressources de l'exploration clinique, demander le concours de spécialistes (radiographes, ophtalmologistes), pratiquer, avec l'acquiescement du blessé, l'anesthésie générale. L'expert envisagera toujours l'hypothèse d'une exagération, d'une simulation, mais sans se laisser guider par elle. Il aura à rechercher, dans le cas d'aggravation donnant lieu à révision, les causes du changement d'état et si elles dépendent ou non de l'accident.

Si le blessé refuse de se prêter à l'examen, les experts se retirent et avertissent les avoués que leur mission est devenue irréalisable.

Si la victime est décédée les experts pourront être appelés à pratiquer l'autopsie, sur la demande de la famille ou à la requête du chef d'entreprise. Le droit de celui-ci ne va pas jusqu'à obtenir l'exhumation. Le tribunal de la Seine l'a refusée dans un cas où elle était demandée par le patron (3 février 1900).

Pour s'éclairer sur l'importance que peut avoir l'incapacité qui persiste chez le blessé, dans sa profession particulière, il est nécessaire de se renseigner sur cette profession.

5° *Confection du rapport.* — Les experts, qui ont pris en note les renseignements qui ont été fournis par les opérations de l'expertise, se réunissent pour rédiger leur rapport. On ne leur demande qu'un rapport écrit ; ils sont très exceptionnellement appelés à déposer comme témoins à l'audience. Les parties doivent être informées des lieu, jour et heure où se fait la rédaction du rapport, afin de pouvoir, si cela est nécessaire, compléter ou expliquer leurs réclamations et en vérifier leur insertion au rapport, mais elles n'ont pas le droit d'y assister.

Les experts délibèrent et font un rapport unique, en indiquant, s'il y a lieu, les divergences d'opinion qui se sont manifestées entre eux, l'avis personnel de l'expert qui ne s'est pas rangé à l'opinion des autres étant rapportée avec ses motifs, mais sans indication de la personne. S'il y avait trois opinions divergentes, elles seraient, de même, mentionnées.

Le rapport est écrit sur papier libre. Il est rédigé par l'un des experts et signé lisiblement par tous. Si l'écriture du rapport était confiée à une tierce personne, cette circonstance devrait être indiquée. On doit éviter les blancs, les surcharges, les interlignes, les ratures, les grattages. Les ratures seront approuvées à la fin de l'acte. Les renvois seront placés en marge et approuvés par les signataires. Aucun mot ne doit être en abrégé. Les nombres et les dates sont indiqués en toutes lettres. Les experts doivent employer aussi peu que possible les termes techniques. Ils doivent s'appliquer à être à la fois très précis et très clairs. Les dessins, plans, radiographies seront annexés au rapport, signés par les experts.

Le rapport signé est porté par l'un des experts aux bureaux de l'enregistrement où il est enregistré gratuitement. Il est ensuite déposé au greffe de la juridiction qui a ordonné l'expertise. Si, après le dépôt du rapport, les experts faisaient de nouvelles constatations tendant à modifier leur opinion, ils devraient le notifier sans retard, par lettre recommandée, au président du tribunal et aux avoués.

Le délai accordé pour le dépôt du rapport est fixé par l'art. 16 (modifié par la loi du 31 mars 1905), à huit jours dans le cas où le président du tribunal ordonne l'expertise. Lorsqu'il s'agit d'une infirmité temporaire, si le médecin du patron estime que la victime est en état de reprendre son travail et que celle-ci le conteste, le chef d'enterprise peut requérir du juge de paix une expertise médicale qui devra avoir lieu dans les cinq jours (art. 4 modifié par la loi du 31 mars 1905). Si le délai n'est pas fixé, il devra être le plus bref possible.

6º *Plan du rapport.* — Le rapport se divise en deux parties
La première partie comprend :

1º Le préambule contenant les noms, prénoms et qualités
des experts, l'indication du magistrat ou du tribunal qui a
ordonné l'expertise, la date de la réquisition, la date et le lieu
de la prestation de serment ou l'indication que les experts en
ont été dispensés du consentement des parties, les questions
posées par la justice, qui seront transcrites entre guillemets ;

2º La désignation des jour, lieu et heure de l'expertise ;

3º La présence des parties ou leur absence ;

4º La remise des pièces ;

5º Les observations et réquisitions des parties, s'il y en a ;

6º La description des opérations et constatations effectuées;
cette partie, qui sert de base à la discussion, doit être assez
développée. (Les parties ont le droit d'assister à la rédaction
de cette partie du rapport.)

La deuxième partie comprend :

1º La discussion motivée du diagnostic et du pronostic
de l'invalidité ;

2º Les conclusions qui doivent répondre, point par point,
aux questions posées par le tribunal. Si les experts ne sont pas
arrivés à se faire une opinion ferme sur l'une des questions,
ils répondront d'une manière dubitative. En aucun cas ils ne
doivent envisager la réparation pécuniaire et évaluer le
dommage causé au blessé.

E. Assistance aux enquêtes et expertises. — Le médecin peut être chargé, dans une affaire d'accidents du travail,
de représenter l'une des parties et d'assister, en cette qualité,
à certaines opérations, par exemple à l'enquête du juge de
paix. « Il nous semble, disent Ollive et Le Meignen, que les
patrons et les compagnies d'assurances d'une part, l'ouvrier
d'autre part, auront souvent intérêt à user de ce droit...
Certains points gagnent à être élucidés immédiatement alors
qu'ils sont encore très présents à l'esprit des témoins. » Il
peut encore être désigné pour suivre une expertise médico-
légale. Les règles ordinaires de la courtoisie et ce principe,
dont les experts doivent être pénétrés, que « la contradiction
est de l'essence même de tout débat judiciaire » (Moye).

feront que le mandataire médecin pourra, au profit de l'expertise, suggérer d'utiles recherches à ses confrères.

F. RESPONSABILITÉ DE L'AUTEUR DES CERTIFICATS ET DE L'EXPERT. — Le Code pénal reconnaît la responsabilité du médecin qui a délivré un certificat, seulement dans le cas où cette pièce certifie faussement des maladies ou infirmités propres à dispenser d'un service public (service militaire, fonctions de juré, de témoin) (art. 160).

Une modification apportée par la loi du 31 mars 1905 à la loi de 1898 rend le médecin responsable des certificats qu'il délivre dans les affaires d'accidents du travail :

ART. 30. — ... Est passible d'une amende de 16 francs à 300 francs et, en cas de récidive dans l'année de la condamnation, d'une amende de 500 francs à 2.000 francs, sous réserve de l'application de l'article 463 du Code pénal : .. 4° Tout médecin ayant, dans des certificats délivrés pour l'application de la présente loi, sciemment dénaturé les conséquences des accidents.

Cette responsabilité avait été admise précédemment par les tribunaux.

Les expertises peuvent engager la responsabilité du médecin soit au point de vue pénal (crime de faux en écriture authentique, art. 147 du Code pénal), soit au point de vue civil (refus de remplir la mission confiée et acceptée, après prestation de serment ; retard dans le dépôt du rapport ; négligences graves dans la rédaction du rapport, comme oubli de la date, etc. ; faute lourde dans l'examen du blessé, c'est-à-dire négligence inexcusable). Le médecin poursuivi en dommages-intérêts peut être déclaré pécuniairement responsable des frais entraînés par une nouvelle expertise et même condamné à payer une indemnité pour le retard apporté par sa faute au règlement du litige.

DEUXIÈME PARTIE

PRATIQUE MÉDICO-LÉGALE

Généralités. — Affections traumatiques en particulier

Difficultés du diagnostic et du pronostic. — Simulation. — Refus de soins. — Entretien et aggravation des blessures. — État antérieur de la victime. — Consolidation. — Évaluation des incapacités.

Le médecin, qui est appelé à intervenir, au cours de la procédure, dans une affaire d'accident, a souvent à résoudre des questions assez difficiles de diagnostic et de pronostic ; il lui faut, aussi, apprécier avec justesse le moment où une affection traumatique est *consolidée*, c'est-à-dire arrivée à un point de son évolution où l'état du malade est définitif ; on lui demande, enfin, d'évaluer le degré d'incapacité de travail déterminé par la lésion.

Le médecin doit être averti des questions qui peuvent lui être posées dans les expertises, s'il veut être à même d'y répondre avec précision et, comme il convient dans une procédure que l'on demande rapide, avec promptitude. Il est facile de prévoir la plupart de ces questions. Les affaires qui se sont produites depuis la promulgation de la loi, à la vérité, ne sont pas encore assez nombreuses pour permettre de trouver, dans la jurisprudence, une solution certaine à tous les cas. Mais, les éléments d'information, que l'on peut réunir, dès maintenant, sur les accidents du travail sont assez riches pour guider sûrement le médecin légiste dans un grand nombre de circonstances. Nous nous proposons de grouper les plus importantes de ces notions, en envisageant successivement les diverses affections d'origine traumatique,

Avant d'aborder cette étude spéciale, nous croyons devoir indiquer les difficultés, d'ordre général, qui peuvent se présenter dans la pratique des accidents.

Le *diagnostic*, demandé par les certificats et les expertises, doit être établi avec la plus grande précision possible. On aura garde de rien négliger des méthodes que fournissent les récentes acquisitions de la science médicale (radiographie, analyse bactériologique, cyto-diagnostic, etc.). Les seules difficultés de diagnostic, sur lesquelles nous ayons à insister, sont celles qui proviennent de la volonté du sujet à examiner. Celui-ci peut simuler une maladie, accuser des phénomènes subjectifs (douleur), ou des troubles fonctionnels (impotence), inexistants, et même provoquer des symptômes objectifs (œdème, glycosurie). Il peut exagérer des troubles réels. Il peut encore mettre sur le compte d'un traumatisme, qu'il vient de subir, une affection dont le début est antérieur une difformité ou une impotence anciennes.

La *simulation* vraie, simulation d'une maladie par un individu sain, se rencontre rarement. L'exagération est beaucoup plus fréquente, qu'elle soit involontaire et inconsciente, ou qu'elle soit calculée. Il faut rechercher la simulation et l'exagération, et savoir les reconnaître. On trouvera plus loin les procédés d'examen applicables aux différents cas. Le simulateur, d'ailleurs, se reconnaît à certains caractères. Il apparaît, de préférence, à l'occasion d'accidents collectifs, de catastrophes dramatiques ou retentissantes (1) ; il se laisse parfois inspirer par l'imitation (2). Interrogé, il commence par amplifier les commémoratifs de l'accident. Il a un *habitus* particulier. « Il insiste sur le dommage qui lui a été causé, alors qu'il n'a guère été touché. A l'en croire, le travail est pour lui un plaisir. S'il fait le récit de sa maladie, il ne manque jamais de conclure que son état n'a pas changé.

---

(1) A. COURTAULT. La Médecine des acc. du tr., T. III, 1905, p. 137.
(2) Épidémie d'œdème dur traumatique, PATRY, *Rev. méd. de la Suisse romande*, 20 mai 1903. L'œdème dur traumatique du dos de la main a été décrit par SECRÉTAN (même revue, 1901). Cet auteur le considère comme une affection succédant à une contusion qui peut persister assez longtemps et constituer une incapacité considérable. Depuis, on a dû reconnaître que cette affection est très rare.

D'ailleurs il se garde de préciser et reste toujours dans le vague. De même, celui qui exagère évite autant que possible de localiser son mal, et, si on lui demande de préciser les points douloureux, la main erre d'une façon indécise ; il n'en déclare pas moins qu'il aurait préféré ne jamais avoir été blessé. Sa figure prend une expression de souffrance qui n'est parfois qu'un masque, et la description qu'il donne de son mal semble plutôt issue de la réflexion que de la souffrance subie. Il essaie de mettre sur le compte de l'accident toutes les séquelles possibles de ses maladies antérieures ; mais, souvent, ses affirmations tombent à un interrogatoire précis. A l'examen, il ne répond jamais immédiatement aux questions les plus simples qui lui sont posées, ou n'exécute jamais immédiatement les mouvements qu'on lui demande. Si on lui commande de faire rapidement un mouvement très simple, comme celui de fléchir ou d'étendre brusquement le pied, le mouvement a toujours lieu lentement, en même temps que le sujet contracte tous les muscles de l'extrémité » (1).

Lorsque le médecin, après avoir recherché la simulation qu'il soupçonnait, reste dans le doute, lorsqu'il n'arrive ni à reconnaître cette simulation, ni à se convaincre de la bonne foi du sujet, il doit différer la rédaction de son rapport et répéter les examens. En Allemagne, on peut demander que le sinistré, soupçonné de simulation, soit placé en surveillance dans un établissement spécial. En France, le Tribunal de Briey (16 mars 1903) a autorisé l'expert à mettre le blessé en observation dans un hôpital, pendant quelques semaines (2).

Le *diagnostic étiologique* comporte, dans beaucoup de cas soumis à l'expertise, d'assez grandes difficultés. On demande au médecin si tel état, constaté chez la victime d'un accident, dont la date est quelquefois éloignée, est la conséquence de cet accident. Or, les conséquences du traumatisme

---

(1) E. KIRSCH, *La Médecine moderne*, 4 février 1903, p. 35.

(2) La découverte de la simulation peut entraîner, pour le simulateur, l'obligation de rembourser les sommes qui ont été versées à titre d'indemnités journalières. (Tr. Limoges, 25 avril 1902 ; Tr. Seine, 6 août 1902.)

peuvent avoir disparu. L'état actuel du blessé n'est que la conséquence médiate des lésions relevées dans le certificat d'origine. Il s'agit de rechercher si cet état est simplement la suite du traumatisme, une complication, ou si d'autres causes étrangères au traumatisme se sont surajoutées pour le constituer, et quelles sont ces causes.

Ces causes dépendent, soit de circonstances fortuites, soit de la volonté du blessé, soit d'un état de santé antérieur au traumatisme.

Parmi les premières, nous pouvons citer l'impéritie du médecin traitant et la contagion hospitalière. Un blessé, soigné à l'hôpital, sur le désir de son patron, ou parce que la blessure le nécessite, succombe à une maladie intercurrente contractée pendant son séjour dans les salles de l'hôpital. Dans ce cas, on considère la maladie contractée comme une conséquence médiate de l'accident, mais dont seul l'accident, c'est-à-dire le chef d'entreprise, doit être rendu responsable. Le Tribunal de Rouen (25 mai 1905), a pris une décision dans ce sens à propos d'un cas de variole (1). Le médecin devra donc rechercher si la maladie, sur l'origine de laquelle on demande son avis, est ou n'est pas d'origine hospitalière.

Le sinistré, de sa propre volonté, peut modifier l'évolution et les suites de son affection traumatique, soit en refusant ou négligeant les soins nécessaires, soit en entretenant ou aggravant ses blessures. Le blessé a le droit de refuser de se laisser panser, de se soustraire aux soins élémentaires. Mais le *refus de soins* est considéré comme une faute volontaire du blessé. Le blessé, ayant droit aux soins gratuits, est inexcusable de les refuser. Dans un cas semblable le tribunal n'accorde pas l'indemnité demandée ; ou bien, il réduit l'indemnité à laquelle le blessé aurait droit si les complications, entraînées par le défaut de soins, pouvaient être imputées à l'accident (2). Il en est de même lorsque le sinistré refuse de se soumettre à un traitement complémentaire

---

(1) *La Semaine méd.*, 16 août 1905, p. 396.
(2) Cour de Rennes, 10 décembre 1901. — Tribunal de Draguignan, 18 juin 1901.

susceptible de supprimer ou diminuer des troubles fonctionnels consécutifs à l'accident, alors que ce traitement est sans danger (prothèse, mécanothérapie) (1). La loi ne contient pas de disposition particulière concernant le fait en question. Mais le principe qu'elle pose, en refusant toute indemnité en cas de faute intentionnelle de la victime, et en réduisant l'indemnité en cas de faute inexcusable, trouve ici son application. Il est évident que « tout en mettant à la charge de l'entreprise ce qu'on appelle le risque professionnel, le législateur a voulu prémunir le chef d'entreprise contre la fraude de l'ouvrier, et non seulement contre la fraude, mais même contre l'imprudence ou la négligence grossière de l'ouvrier » (2).

Toutefois, on ne saurait considérer comme faute inexcusable le *refus d'une opération* chirurgicale. Les tribunaux ne peuvent imposer à la victime d'un accident une intervention qui comporte quelques risques (3). Certains tribunaux ont pourtant fait une exception à cette règle en réduisant l'indemnité accordée à des blessés qui n'avaient pas accepté une opération simple, sans danger, devant amener certainement une diminution de l'incapacité (4). M Thoinot estime « regrettables » les jugements et les arrêts qui en ont ainsi décidé, et les expertises qui leur ont servi de base. Il fait remarquer que l'on ne peut affirmer absolument qu'une opération est sans danger, ni prévoir mathématiquement quelles seront les suites d'une opération (Op. cit., p. 57).

La *négligence* du malade à se soigner, par exemple, celle dont il fait preuve en s'adressant à un rebouteur, au lieu de demander les soins d'un médecin, sa négligence à suivre les prescriptions médicales, sont également considérées comme fautes et entraînent une réduction de l'indemnité (5).

---

(1) Tr. Havre, 17 avril 1902. — Tr. de Lille, 20 mars 1902.

(2) J. JACQUEV : Aggravation volontaire des blessures au point de vue juridique, *La Médecine des acc. du tr.*, T. I, 1903, p. 158.

(3) C. Besançon, 27 nov. 1901. — C. Riom, 12 déc. 1901. — Tr. Seine, 4ᵉ chambre, 4 mars 1901. — Tr. Vannes, 9 août 1900.

(4) Opérations proposées : C. Aix, 21 déc. 1901, ablation d'une petite esquille au doigt ; — Tr. Lyon, 2 avril 1901, iridectomie ; — Tr. Dieppe, 16 avril 1902, désarticulation d'un doigt ankylosé en demi-flexion.

(5) Tr. Narbonne, 17 juill. 1900. — Mais le retard apporté par l'ouvrier à se soigner n'est pas de nature à entraîner le rejet de la demande lorsqu'il

L'entretien et l'aggravation volontaire des blessures sont pratiquées par certains blessés qui trouvent avantage à recevoir le demi-salaire quotidien, en prolongeant leur incapacité temporaire (ouvriers chômant plusieurs jours par semaine, affiliés à une société de secours mutuels recevant d'elle une indemnité journalière). Ces malades sont, manifestement, coupables d'une faute intentionnelle et responsables des complications qu'elle cause. Ils peuvent être poursuivis pour escroquerie (1). « Tout malade qui défait son pansement, sans avertir son médecin, doit être soupçonné d'aggravation volontaire » (FORGUE et JEANBRAU).

Les suites des accidents sont, assez fréquemment, aggravées par l'effet d'un *état antérieur* de la victime (tuberculose latente, éveillée par un traumatisme, syphilis, diabète, prolongeant une suppuration). Nous avons indiqué, plus haut (p. 29), les divergences des auteurs et les contradictions de la jurisprudence sur la question de l'attribution des responsabilités dans les cas de ce genre, les uns adoptant le partage des responsabilités entre la victime et le chef d'entreprise, les autres le repoussant. Bien que des commentateurs autorisés considèrent la répartition comme équitable et demandent au médecin-expert d'en établir scientifiquement la base, nous croyons que dans l'esprit de la loi, dont le caractère transactionnel ne doit pas être perdu de vue, avec l'accident, toutes ses conséquences, médiates autant qu'immédiates, doivent être indemnisées. Mais nous reconnaissons que les médecins sont tenus d'apporter d'autant plus de soin, dans leurs expertises, à la recherche des causes de l'incapacité, que la jurisprudence est encore incertaine sur le point qui nous occupe. Les magistrats, en effet, désireront tout particulièrement être éclairés sur ces questions de diagnostic étiologique.

Dans les différents cas que nous venons d'énumérer, le

est constant, d'après les circonstances de la cause, que l'accident est le résultat du travail professionnel, que l'ouvrier a pu se tromper sur les conséquences de l'accident et que sa conduite n'est pas le résultat d'une spéculation. (Tr. Grenoble, 3 mai 1901.)

(1) C. Douai, 14 oct. 1900. « L'artifice de la victime qui obtient un paiement de l'indemnité journalière, en simulant la prolongation de l'incapacité, est une escroquerie. »

médecin devra baser son opinion, d'une part, sur les circonstances de l'accident, telles qu'elles apparaissent à l'étude du dossier et d'après les témoignages recueillis; d'autre part, sur l'interrogatoire et l'examen du sinistré,

Les questions de *pronostic*, dans les affaires d'accidents, sont souvent bien embarrassantes. En effet, la grande majorité des lésions traumatiques sont d'ordre chirurgical. Or, le pronostic, en chirurgie, de l'aveu même des chirurgiens, reste, dans un grand nombre de cas, plein d'incertitude. Les certificats d'origine, les expertises demandent au médecin d'établir un pronostic, et même, dès le début de l'affaire, de prévoir l'époque où la blessure sera consolidée. Fréquemment, le médecin est réduit à émettre une hypothèse, en l'entourant de réserves expresses. Bornons-nous à dire que son pronostic devra tenir compte, à la fois, des résultats de l'exploration de la lésion locale et des constatations de l'examen général du blessé.

La date de la *consolidation*, qui devient le point de départ de la rente attribuée aux incapacités permanentes, est celle de la fin du traitement, ou de la constatation de l'état chronique, pour les incapacités absolues, et, pour les incapacités partielles, celle de la reprise du travail. Jusqu'à ce jour, le sinistré reçoit le demi-salaire quotidien. L'expert, chargé de déterminer cette date, doit étudier : 1º l'état de la réparation anatomique de la lésion locale ; 2º le degré de la réparation physiologique de l'organe atteint ; 3º l'état général du blessé ; 4º l'étendue de la réparation professionnelle. Il peut affirmer qu'il y a consolidation, si l'état du blessé, *relativement à l'exercice de sa profession*, lui paraît définitif, s'il juge qu'aucun traitement ne l'améliorera. Nous disons « relativement à l'exercice de sa profession », parce que, au point de vue anatomique et fonctionnel, l'état du sinistré n'est pas absolument définitif dans tous les cas, au moment de la consolidation légale est acquise. C'est ainsi qu'une cardiopathie traumatique bien compensée et constituant une incapacité partielle, un diabète, peuvent présenter après la date de la consolidation, des modifications tardives (1).

---

(1) J. BOYER : La consolidation dans les acc. du tr., 1904.

L'évaluation de l'incapacité permanente, absolue ou partielle, que le médecin est appelé à donner, après avoir fixé la date de la consolidation, et qui peut faire l'objet d'un seul certificat ou d'un seul rapport, avec la détermination de cette date, repose sur la même étude complète du sinistré que cette dernière opération. Le degré de l'incapacité est exprimé par un chiffre qui représente la réduction du salaire subie par l'ouvrier, du fait de l'accident. L'incapacité absolue existe quand tout travail est, dorénavant, interdit au sinistré. La perte des deux membres, la cécité sont considérées comme incapacités absolues. Les incapacités partielles ont été évaluées de diverses façons, pour une même lésion, par les tribunaux qui se décident en faisant état, à la fois, des constatations médicales et des nécessités imposées par la pratique des différentes professions. On trouve, dans les auteurs qui se sont occupés des accidents, les évaluations admises jusqu'ici par la jurisprudence (1).

M. RÉMY a cherché récemment (2) à « débarasser le médecin du souci de se mettre d'accord avec les décisions antérieures », en établissant ses évaluations sur des connaissances uniquement médicales, sur des bases physiologiques] Il pose en principe que l'évaluation des suites d'une blessure, au point de vue de l'incapacité du travail, doit être proportionnelle à la suppression des fonctions de la partie lésée. Il détermine donc quelles sont, pour les diverses parties du corps, les fonctions plus spécialement nécessaires à l'ouvrier. Il recherche ensuite, pour chaque cas particulier, les fonctions abolies et totalise les pertes subies. Il ne reste plus qu'à prendre le chiffre convenu de la valeur ouvrière de la région et de déterminer la fraction de ce nombre qui correspond à la

(1) L. LESAGE et M. MABIRE : Taux des rentes allouées d'après la jurisprudence en matière d'infirmités permanentes partielles, 1902. — ROEMMER : Les acc. du tr. : évaluation (à l'usage des médecins-experts) des incapacités professionnelles, 1902. — G. BROUARDEL, *Ann. d'hyg. pub. et de méd. lég.*, 3ᵉ s., T. 47, 1902, p. 520. — G. DESOUCHES, Ibid., T. 18, 1902, p. 227. — A. DUCHAUFFOUR, Ibid., T. 48, 1902, p. 314. — FORGUE et JEANBRAU, Guide pratique du méd. dans les affaires d'acc. du tr., 1904.

(2) L'évaluation des incapacités permanentes basée sur la physiologie des fonctions ouvrières des diverses parties du corps, rapport présenté au Congrès méd. intern. des acc. du tr., Liège, 1905. Nous aurons l'occasion de faire de nouveaux emprunts à cet important travail.

proportion des fonctions abolies, pour avoir l'évaluation demandée. Par exemple, si trois fonctions sont abolies, sur les sept fonctions ouvrières d'un membre, dont la perte serait estimée à 70 o/o, l'évaluation sera des 3/7 de 70, soit 30. — L'auteur ajoute que les évaluations, ainsi obtenues, peuvent être majorées, si le blessé a dépassé l'âge moyen, ou diminuées, s'il se trouve de beaucoup en deçà, pour qu'il soit tenu compte de son adaptation plus ou moins facile à son nouvel état. — Ces évaluations doivent être également plus ou moins modifiées suivant l'importance des fonctions atteintes au point de vue du travail spécial à la profession. Mais, dit M. RÉMY, c'est le rôle du magistrat, plus que celui du médecin, de faire entrer ce facteur dans l'estimation de l'incapacité.

Nous croyons, cependant, qu'il est utile que le médecin fournisse une opinion établie avec la précision et la prudence scientifiques, sur l'aptitude professionnelle du blessé. Le médecin devra donc, à notre avis, se renseigner auprès des techniciens sur les travaux particuliers à la profession du blessé et les qualités qu'ils exigent. Il envisagera l'hypothèse d'un changement de profession, si l'hygiène du blessé le nécessite. Il recherchera si l'âge et l'intelligence de celui-ci rendent facile son adaptation à une profession nouvelle.

LÉSIONS TRAUMATIQUES DE L'APPAREIL TÉGUMENTAIRE ET LEURS COMPLICATIONS

Contusions. — Les contusions sont fréquentes. Elles ne donnent lieu, d'ordinaire, qu'à une incapacité temporaire. Cependant des hématomes sous-cutanés peuvent suppurer et entraîner des lésions durables. Ces suppurations, même tardives, doivent être mises sur le compte de l'accident (BECKER) (1).

Certaines contusions déterminent des troubles trophiques. SECRÉTAN a décrit une *atrophie traumatique des doigts* qui

(1) L. BECKER : Les Acc. du tr., Guide du médecin, trad. de l'allemand par L. GALLEZ et L. MOREAU, Bruxelles, 1903.

est quelquefois la conséquence éloignée d'une compression en masse, qui n'a, cependant, produit ni lésions articulaires, ni lésions tendineuses durables. Il la rattache à la nécrose totale des tissus qui suit parfois les contusions (1).

Plaies. — Les plaies, dont la fréquence est également très grande, coupures, piqûres, toutes les variétés de plaies contuses : excoriation, perforation, écrasement, ratissage, décollement, scalp, morsure, évoluent très diversement. Comme elles sont très exposées à être souillées, infectées, elles ont des conséquences parfois fort graves, sans proportion avec l'étendue de la lésion initiale. Celle-ci est même assez souvent très légère et a été négligée. Les plaies contiennent quelquefois des corps étrangers, susceptibles d'amener des désordres importants, en particulier, quand elles sont produites par des explosions dans les mines et les carrières. Certaines plaies sont de cause indirecte; elles se font par éclatement de la peau, sous l'influence d'une tension exagérée, par exemple, au genou, quand la peau est atrophiée ou cicatricielle, et même quand elle est saine (2).

L'évolution des plaies peut être aggravée par les diathèses, les maladies constitutionnelles, les intoxications chroniques (diabète, artério-sclérose, syphilis, alcoolisme, etc.), et par certains états locaux (varices).

Les plaies peuvent être entretenues ou aggravées volontairement par des procédés divers. M. RAYBAUD a vu des blessés prolonger indéfiniment la durée de plaies sans gravité, en appliquant à leur surface des mouches de Milan ou une pommade au garou (3).

Il arrive aussi qu'un simulateur se plaint de phénomènes et les attribue à la présence de corps étrangers. Dans ce cas la radiographie tranchera le diagnostic (4).

(1) SECRÉTAN, *Recueil spécial des acc. du tr.*, déc. 1902, p. 283.
(2) Éd. GOLEBIEWSKI et P. RICHE : Atlas manuel de méd. et de chir. des acc., 903.
(3) A. RAYBAUD (de Marseille), *Ann. d'hyg. pub. et de méd. lég.*, 3e s., T. 49, 1903, p. 365.
(4) L.-R. RÉGNIER : La radiographie et l'électrodiagnostic. Leur rôle médico-légal dans la méd. d. acc., *Ann. d'hyg. pub. et de méd. lég.*, 3e s., T. 1903, p. 508.

Brûlures. — Les brûlures sont produites, soit par des solides, des liquides ou des vapeurs et gaz chauds, soit par des substances caustiques, soit par l'électricité.

Les brûlures déterminées par l'électricité, en particulier par les courants à haute tension, présentent certains caractères spéciaux. Elles se produisent aux points où la peau est entrée en contact avec les conducteurs métalliques du courant. « Moins douloureuses que les autres, elles sont remarquablement aseptiques et n'ont aucune tendance à suppurer ou à se compliquer d'érysipèles ; toujours circonscrites, elles ne sont séparées des tissus sains par aucune zone de transition ; la peau, qui en est le siège, est noirâtre, racornie, et le fond de la blessure semble parcheminé. Lorsque les os ne sont pas atteints, elles guérissent relativement vite (3 à 6 semaines) ; les cicatrices qu'elles forment sont, en général, lisses et non rétractiles. Ces brûlures sont, dans beaucoup de cas, la sauvegarde des ouvriers blessés, en raison d'un phénomène sur lequel BATELLI a justement appelé l'attention. Au moment où elles se produisent, la résistance de la peau augmente considérablement, ce qui diminue rapidement l'intensité du courant reçu par le blessé et le protège, dans une certaine mesure, contre les conséquences plus graves du contact électrique prolongé » (1).

Les gelures ne semblent pas devoir être fréquemment des accidents du travail. Cependant on cite un cas qui s'est présenté en Allemagne, où un garde-chasse atteint de gelure aux pieds, à l'occasion de ses occupations professionnelles, fut indemnisé de l'impotence qui s'ensuivit. En France, le fait pour un ouvrier d'avoir eu les mains gelées, en transportant de la glace, n'a pas été considéré comme accident du travail par le Tribunal civil de Lure (17 décembre 1902 ; jugement confirmé par la Cour d'appel de Besançon, 20 mars 1903). La Cour d'appel de Nancy, il est vrai, a décidé en sens contraire (6 février 1902).

Complications. — Les complications des traumatismes qui atteignent l'appareil tégumentaire, en particulier celles des

---

(1) L.-R. RÉGNIER : Prophylaxie et traitement des acc. produits par les courants industriels. *La Méd. des acc. du tr.*, T. II, 1904, p. 228.

plaies et des brûlures, sont précoces, et, dans ce cas, sont le résultat de l'infection, ou tardives, il s'agit, alors, de déformations cicatricielles entraînant des impotences. Ce sont ces complications, surtout, qui déterminent les incapacités permanentes consécutives aux lésions de cet ordre.

1º *Infections.* — Il n'y a aucun doute qu'on ne doive imputer à l'accident les complications infectieuses des plaies qu'il a produites, comme la *lymphangite*, le *phlegmon*, l'*érysipèle*, la *septicémie*, la *pyohémie*, quand elles ne sont pas, d'une façon évidente, la conséquence d'un refus de soins, ou d'une intervention personnelle du blessé.

Le *tétanos* peut prêter à discussion. La période d'incubation de cette maladie est très variable, quelquefois de longue durée; il est parfois difficile de dire si l'infection est la conséquence d'un traumatisme récent, ou d'une plaie plus ancienne déjà cicatrisée. Cependant, lorsque le tétanos apparaît à la suite de plaies anfractueuses, souillées de terre et de fumier, ou produites par des morsures de cheval, on ne peut hésiter à le rattacher à l'accident. Le Tribunal civil de la Flèche (29 février 1902), et la Cour d'appel d'Angers (11 août 1902) ont eu à se prononcer sur un cas de tétanos. Mais les juges ont refusé l'indemnité demandée en constatant que la plaie originelle avait été négligée par le blessé et que celui-ci n'avait rien fait pour avertir son patron de l'accident.

Le *charbon*, pustule maligne, œdème malin ou charbon interne, est, assez fréquemment, d'origine industrielle (industries des laines, des cuirs et peaux, des crins). Il est, le plus souvent, la conséquence d'une effraction tout à fait minime du tégument. Aussi est-il considéré, d'ordinaire, comme une maladie professionnelle. Cependant la pustule maligne est nettement assimilée à un accident du travail par la jurisprudence (Tribunal civil de Rennes, 8 mars 1901 ; jugement confirmé par la Cour d'appel de Rennes, 13 janvier 1902 ; Cour de cassation, chambre des requêtes, 3 novembre 1903). La Cour de cassation motive ainsi sa décision : « Attendu que si la loi de 1898 ne s'applique pas aux maladies professionnelles, auxquelles on ne saurait assigner une origine et une date déterminées, et qui ne sont

que la conséquence de l'exercice habituel d'une certaine
industrie, il en est autrement des affections pathologiques
accidentelles qui, bien que contractées dans l'accomplissement d'un travail industriel, prennent leur origine et leur
cause dans un fait déterminé ne rentrant pas dans les conditions normales de l'exercice de ce travail ».

La *syphilis*, comme le charbon, peut être inoculée à l'individu par une plaie insignifiante. Quand elle est d'origine professionnelle, rien ne la caractérise spécialement si ce n'est la
localisation de la manifestation primitive. On pourrait donc
hésiter à la rattacher à un traumatisme, mais la jurisprudence
autorise à la considérer comme un accident du travail, lorsque
sa cause professionnelle paraît démontrée. Les cas où les
tribunaux en ont ainsi décidé méritent d'être rapportés.

La première affaire concerne un ajusteur-mécanicien qui
se fit, le 9 décembre 1900, une contusion avec blessure au
pouce de la main droite, au cours de son travail, en heurtant
un coussinet de cuivre. Cet ouvrier ne fut pas obligé d'interrompre ses occupations ; mais, vers le 20 décembre, il
aperçut un bouton rouge à l'extrémité de son doigt. Le 25,
il se présenta à l'hôpital, où l'on fit le diagnostic de chancre
syphilitique. La Société qui l'employait avait reconnu implicitement, à cette époque, la réalité de l'accident et la gravité de ses conséquences, en faisant la déclaration et en
payant le demi-salaire. Mais lorsque, quelques mois plus
tard, de nouvelles manifestations de la maladie éclatèrent,
cette société refusa de payer l'indemnité. L'affaire vint
devant le juge de paix, qui désigna un médecin-expert, lequel
conclut au rapport de cause à effet entre le traumatisme et
l'infection. Le jugement (Justice de paix de Lyon, 28 juin
1901) accorda l'indemnité demandée par la victime et
fit d'expresses réserves pour qu'en cas de rechutes, dans les
quelques années que pouvait durer la maladie, la prescription ne pût être acquise. Une nouvelle contestation survint
l'année suivante et donna lieu à un jugement analogue au
précédent (4 juillet 1902). Ce jugement fut confirmé par le
Tribunal civil de Lyon (7 août 1902) (1).

______

(1) *Ann. d'hyg. et de méd. lég.*, 3ᵉ s., T. 50, 1903, p. 529.

Le précédent jugement, ainsi que le rapport médical sur lequel il s'appuyait, a été discuté. On a voulu voir dans la syphilis contractée dans de telles circonstances une infection inoculée antérieurement au traumatisme (1). Les cas qui concernent la syphilis professionnelle des ouvriers verriers sont, d'ailleurs, moins contestables (2).

Le tribunal de Marseille (23 décembre 1902) a considéré comme accident du travail une syphilis contractée par un souffleur de verre et a estimé à 25 0/0, la diminution de la capacité de travail déterminée par la maladie.

Le Tribunal de Montbrison (21 février 1903) a pris une décision analogue en la motivant de la façon suivante : « Attendu que... en l'espèce, la syphilis, bien que les ouvriers verriers soient particulièrement exposés à la contagion de ce mal, ne peut cependant être considérée comme la conséquence en quelque sorte fatale de l'exercice de la profession de verrier ; qu'on ne doit donc pas la considérer comme exclue par la volonté du législateur du risque professionnel ; qu'elle est plutôt le résultat d'une atteinte non pas violente, mais insidieuse et néanmoins soudaine au corps humain, provenant de l'action extérieure du virus syphilitique ; que s'il est établi que c'est l'instrument du travail qui a été pour l'ouvrier l'agent de propagation de ce virus, il faudra nécessairement voir entre le travail et la manifestation de la maladie une relation directe et immédiate de cause à effet, donnant lieu à l'application de la loi du 9 avril 1898 ». Ce jugement a été confirmé par un arrêt de la Cour d'appel de Lyon (3 août 1903).

---

(1) V. THÉBAULT : La syphilis acc. du tr., *Recueil spécial des acc. du tr.*, février 1903, p. 406.

(2) GAILLETON : La syphilis des verriers au point de vue de la prophylaxie et de la responsabilité légale, *Ann. d'hyg. pub. et de méd. lég.*, 3ᵉ s., T. 49, 1903, p. 49. — OLLIVE et LE MEIGNEN se refusent à considérer la syphilis des verriers comme un accident du travail. L'infection, cependant, se fait bien à l'occasion du travail, par l'intermédiaire de la *canne* qui passe d'un ouvrier à l'autre, et la fissure de la lèvre qui donne entrée au virus est bien causée par un traumatisme du travail : une brûlure. Par contre, ces mêmes auteurs admettent au bénéfice de la loi de 1898, les ouvriers qui peuvent être atteints d'une maladie inoculée par piqûre d'insecte (fièvre jaune, peste), si les insectes contagieux ne se trouvent qu'au lieu du travail (cale d'un navire).

2º *Cicatrices.*— C'est la cicatrisation des tissus, peau et autres parties molles, qui détermine les impotences durables, consécutives aux plaies, et, en particulier, aux plaies infectées. Il se produit des rétractions qui déforment les régions et immobilisent les parties en attitude vicieuse. Les cicatrices cutanées, d'autre part, sont parfois sensibles, douloureuses. Quelquefois elles deviennent hypertrophiques, forment des chéloïdes, nouvelle cause de gêne.

Les cicatrices des brûlures du deuxième degré sont, ordinairement, assez superficielles et mobiles pour ne déterminer aucune impotence durable. Au contraire, les brûlures du troisième degré laissent souvent après elles des cicatrices rigides et adhérentes aux plans profonds. Au visage, elles apportent les déformations les plus disgracieuses, et parfois une atteinte aux organes des sens. Au pourtour des articulations, elles causent une gêne souvent considérable. Elles fixent le membre dans une attitude plus ou moins incommode et qui le rend inutilisable. Elles peuvent même déterminer des ankyloses complètes. D'autres fois, sous l'influence des mouvements, elles arrivent à se rompre et à s'ulcérer.

Les cicatrices sont donc responsables d'un assez grand nombre d'incapacités permanentes.

Le médecin, qui aura à se prononcer sur la date de la consolidation des impotences qu'elles déterminent, devra s'assurer que le traitement a produit tout l'effet qu'on peut en exiger, et qu'il n'y a plus d'amélioration à attendre, ni du massage, ni de l'électrisation, ni de la mécanothérapie.

L'évaluation des incapacités partielles déterminées par les affections que nous venons de passer en revue, nous occupera plus loin, lorsque nous aurons étudié les lésions traumatiques des os et des articulations.

LÉSIONS TRAUMATIQUES
DES OS ET DES ARTICULATIONS

Plaies des os et des articulations, Contusions, Entorses. — Les *plaies* des os et des articulations sont graves, surtout du fait de l'infection, qui les complique fréquemmnent. Les suites peuvent, ainsi, déterminer des incapacités permanentes notables.

Les *contusions des os*, qui sont produites par les chocs, les coups, les chutes, les éboulements, le passage de roues de voiture, etc., quand ces accidents ne causent pas de fractures, entraînent seulement une incapacité temporaire. La *périostite aiguë traumatique*, qui les suit assez souvent, lorsqu'elles portent sur des os superficiels, comme le tibia, ne dure pas plus de quelques semaines (GOLEBIEWSKI). Mais une infection peut s'ajouter à ces lésions d'ordinaire bénignes et les aggraver.

Les *contusions des articulations* et les *entorses* constituent également, dans la plupart des cas, des incapacités temporaires. Cependant, il arrive que des arthrites leur succèdent, qui évoluent vers l'ankylose et produisent des impotences fonctionnelles définitives. Le pronostic devra, donc, être le plus souvent assez réservé.

Il devra l'être d'autant plus que les traumatismes des os et des articulations peuvent être le point de départ de maladies infectieuses graves : l'ostéomyélite et la tuberculose ostéo-articulaire.

Complications infectieuses des contusions osseuses et articulaires: Ostéomyélite traumatique, Tuberculose osseuse et arthrite tuberculeuse traumatiques. — Le traumatisme joue incontestablement un rôle dans l'étiologie de l'*ostéomyélite aiguë*, soit qu'il crée une prédisposition locale au développement des microbes, qui peuvent s'introduire par les effractions de la peau de la région contuse, soit qu'il produise, au point frappé, un appel de germes existant antérieurement dans l'organisme. Mais son action n'est pas nécessaire ; elle n'apparaît que dans quelques cas. On devra donc considérer, dans certaines conditions, l'ostéomyélite et ses conséquences (ankyloses, arrêts d'accroissement, atrophies), comme le résultat d'un accident. Pour qu'on admette une relation de cause à effet entre le traumatisme et la maladie, il faudra que celle-ci ait débuté peu de temps après celui-là, quinze jours au plus, dit THIEM. Il faudra aussi que le traumatisme incriminé ait été suffisamment violent pour altérer les tissus. C'est dans l'enquête, dans les témoignages qu'il pourra recueillir, que l'expert trouvera les renseignements nécessaires pour se faire une opinion sur ce sujet. — Une récidive d'ostéomyélite pourrait encore être l'effet d'un accident et donner droit à l'indemnité.

Le développement d'une *tuberculose osseuse* ou *articulaire* est fréquemment attribué, avec raison, à un traumastime antérieur. Ce traumatisme, dans beaucoup de cas, n'est pas considérable. C'est une simple contusion, une entorse, et, par contre, une fracture guérit d'ordinaire, très bien, chez un tuberculeux avéré.

L'influence du traumatisme a été interprétée de différentes façons. Les expériences de Max SCHULLER semblèrent, d'abord, démontrer que le traumatisme crée une sorte d'appel pour les bacilles, au point sur lequel il a porté. Mais les recherches de LANNELONGUE et ACHARD ont, depuis, modifié l'opinion sur ce point et fait admettre cette idée, que la tuberculose ne se développe à la suite du traumatisme que là où elle préexistait, à l'état latent. Les bacilles se sont localisés en certains points du squelette, où existent une vascularisation riche et une stase sanguine prolongée : épiphyses, pendant la croissance, articulations les plus surmenées, et ils y sont demeurés presque inactifs, produisant une lésion qui ne se révèle par aucun signe, qui n'a aucune tendance à l'extension, qui reste méconnue. Le traumatisme a pour effet de réveiller l'activité des germes, d'étendre et d'aggraver la lésion qui manifeste alors son existence.

On doit donc admettre que le blessé qui présente de la tuberculose osseuse, au point où a porté le traumatisme, était déjà tuberculeux. Mais il n'en est pas moins vrai que, dans la plupart des cas, sans le traumatisme, cette tuberculose osseuse serait restée latente indéfiniment, et, par conséquent, que, sans le traumatisme, cet individu serait demeuré valide. Le préjudice que lui a causé l'accident est donc aussi considérable que si ce traumatisme avait créé, véritablement, l'affection tuberculeuse.

M. MOSNY a exposé et défendu cette opinion : « Les localisations lointaines, dit-il, surviennent très fréquemment chez des sujets dont les lésions originelles pulmonaires, sont peu profondes, peu étendues, peu actives, voire même complètement latentes, preuve incontestable de l'atténuation du virus et de l'immunité naturelle, relative, de ces sujets à l'égard de l'infection tuberculeuse, toutes conditions qui, par suite, ne comportent guère l'émission fréquente, habituelle, d'embolies bacillaires.

« Mais il est fort probable que ces lésions originelles, dont l'évolution s'est arrêtée et qui, progressivement, sont devenues latentes, ont pu émettre, au début de la contamination et au moment de leur activité, des embolies bacillaires qui se sont arrêtées et fixées là où les appelait une vascularisation particulièrement riche, là où les retenait une stase sanguine habituelle ou permanente, d'ordre physiologique ou d'ordre pathologique. Puis ces foyers métastatiques, subissant le sort du foyer originel, d'où ils étaient issus, se sont comme lui arrêtés dans leurs progrès, sont eux aussi devenus latents, attendant, pour se révéler, qu'une cause fortuite, un traumatisme, par exemple, en vînt réveiller l'activité.

« Le traumatisme n'est donc que la cause indirecte des localisations bacillaires lointaines qu'il fait éclore, mais son rôle provocateur n'en est pour cela ni moins efficace, ni moins réel, puisque le foyer bacillaire, jusqu'alors demeuré latent, avait, sans son intervention, toutes chances de guérir ou, ce qui équivaut presque à la guérison définitive, de demeurer indéfiniment latent. »

Par conséquent, « un traumatisme révélateur d'une tuberculose latente porte à la victime un préjudice presque égal à celui qu'il aurait causé à un sujet sain, en le rendant effectivement tuberculeux » (1).

Fractures. — Le *diagnostic* des fractures est, d'ordinaire, facile. Cependant, de même qu'il importe d'explorer complètement le membre fracturé en vue du traitement, il est nécessaire d'en faire un examen détaillé avant de rédiger le certificat d'origine. On ne doit pas, en effet, se contenter

---

(1) MOSNY : La tuberculose traumatique, *La Presse Médicale*, 6 septembre 1902, n° 72, p. 855.

de formuler le diagnostic ; il faut préciser : le siège du trait de fracture (diaphysaire, épiphysaire, articulaire), la direction du trait de fracture (transversal, oblique), le nombre des fragments (fracture simple, esquilleuse, comminutive), les rapports des fragments (écartement, chevauchement, engrènement), l'état des parties molles (fracture abritée ou fracture ouverte) (FORGUE et JEANBRAU). On n'omettra pas de prendre note, en outre, de l'état général du blessé. Le médecin appelé à rédiger un certificat d'origine pour fracture ne devra donc pas se borner à un examen sommaire, alors même qu'il ne serait pas chargé du traitement, au cas, par exemple, où le blessé serait soigné à l'hôpital.

Les symptômes fonctionnels des fractures sont quelquefois assez atténués pour permettre les mouvements du membre, la marche. Une question qui donne souvent lieu, en Allemagne, « à de vives controverses entre médecins et corporations, est celle de savoir s'il est possible qu'un malade atteint d'une fracture récente des malléoles, de la colonne vertébrale, de la clavicule, ait pu continuer à travailler. A cette question, il faut absolument répondre par l'affirmative, tout en faisant certaines réserves » (GOLEBIEWSKI).

Dans les cas difficiles, la *radioscopie* et la *radiographie* rendent de grands services. On devra recourir, systématiquement, à ces procédés d'exploration. La radioscopie et la radiographie permettent de faire le diagnostic sans occasionner de souffrances au blessé. Elles montrent les esquilles qui ont pu échapper à l'exploration. Elles sont quelquefois les seules méthodes pour obtenir des renseignements précis sur certaines fractures (poignet, tarse, bassin, colonne vertébrale), qui, sans elles, resteraient méconnues. Elles fournissent, en outre, un moyen d'agir moralement sur le blessé. « Lorsque celui-ci se présente avec une fracture de l'avant-bras, par exemple, disent PANTALONI et PERRIN, et que vous l'invitez à mettre ce bras derrière l'écran sur lequel il va voir l'image de sa lésion avec une pareille netteté, son premier mouvement consiste, après être revenu de son saisissement, à prendre lui-même avec sa main valide le fragment mobile pour vous aider dans votre besogne de réduction... Après cette épreuve, vous obtiendrez de lui tout ce que vous voudrez ; sa confiance est absolue et inébranlable ; il se soumettra à toutes les exigences du traitement avec une discipline parfaite. » Si le blessé doit ensuite subir une opération, la radiographie permet de lui en expliquer la nécessité, et de le rassurer sur les suites de l'intervention (1).

Nous devons, cependant, faire quelques réserves au sujet des applications de la radiographie à la médecine des accidents du travail, et indiquer que ce procédé ne met pas à l'abri de toutes causes d'erreur. C'est ainsi que l'on a pu prendre pour un fragment d'os fracturé un os supplémentaire. RÉMY (2), qui recommande l'emploi des rayons X, mais ajoute qu'ils ne doivent pas dispenser de la clinique, a vu une fracture du cubitus dans laquelle la crépitation osseuse était nettement perçue sans que plusieurs examens radiographiques aient pu révéler le trait de fracture. Il est possible, d'autre part, qu'une radiographie, fausse à dessein, les résultats de l'examen qu'elle prétend compléter : on a vu des simulateurs se procurer des épreuves radiographiques, où une adroite correction, une surcharge, étaient faite pour appuyer leurs affirmations.

Toutefois, il ne faut pas exagérer les critiques adressées à cette excellente méthode. Dans certaines conditions qui relèvent, à la fois, de l'habileté du radiographe et de la science du chirurgien, elle fournit des renseignements sûrs et précis. Pour éviter les erreurs d'interprétation, il est nécessaire d'avoir une expérience suffisante de la lecture des radiogrammes, et « d'être assez bien renseigné sur les conditions dans lesquelles a été fait le radiogramme qu'on interprète, pour lui demander tous les renseignements, et ceux-là seuls, qu'il doit fournir (3) ». L'expert, obligé d'avoir recours à

<hr>

(1) PANTALONI et A. PERRIN : De la nécessité de l'examen radiographique dans la pratique de la méd. des acc., *La Méd. des acc. du trav.*, 1903, n° 2, p. 84.

(2) Ch. RÉMY : Sur le traitement des fractures, *Recueil spécial des acc. du tr.*, nov. 1902, p. 216.

(3) G. BERGONIER : Des erreurs attribuées à la radiographie des fractures. Thèse de Bordeaux, 1903-1904.

la radiographie, choisira donc un bon opérateur et suivra l'exécution du radiogramme. Du reste, les tribunaux commettent souvent un médecin-radiographe, parmi les trois experts qu'ils ont coutume de désigner.

Le *diagnostic étiologique*, même pour les fractures, peut être quelquefois, singulièrement délicat ; par exemple lorsqu'il s'agit de *fractures spontanées* (tuberculose, syphilis, tabes, ostéomalacie, rachitisme, sarcome). Doit-on, alors, rendre l'accident responsable de la lésion, ou l'innocenter absolument? D'après la loi allemande, les fractures spontanées donnent droit à l'indemnité. « Si celles-ci se produisent, dit BECKER, à propos des fractures spontanées des tabétiques, à la suite d'un choc, d'une contusion, d'une action vulnérante brusque, incapable du reste d'amener pareil résultat chez des sujets sains, elles n'en constituent pas moins un accident du travail. Évidemment il faudra démontrer, au point de vue juridique, que les efforts corporels nécessités par la besogne au cours de laquelle la fracture s'est produite dépassaient la moyenne des forces physiques habituellement utilisées par le sujet pour l'accomplissement de sa tâche. Dans le cas contraire, les magistrats seraient en droit de conclure que la fracture ne constitue qu'un symptôme, une étape d'une maladie depuis longtemps préexistante, sans intervention réelle d'un accident. » Un jugement du Tribunal civil de la Seine (4e ch., 20 mai 1904) a décidé que l'ouvrier qui, en soulevant une pierre, a été victime d'une fracture du bras, ne peut invoquer la loi de 1898, alors que la fracture n'eût point été possible sans l'existence d'un sarcome et alors que l'action n'a pu que hâter la fracture de quelques jours.

Le *pronostic* d'une fracture doit tenir compte de la présence de lésions cutanées qui exposent le foyer à l'infection, des déchirures des parties molles, de l'embrochement des muscles par un fragment, de la compression des nerfs, enfin, des antécédents et de l'état général du blessé, qui peuvent le prédisposer aux raideurs articulaires ou aux pseudarthroses En établissant ce pronostic, on ne perdra pas de vue les dispositions de la loi, qui imposent au mot *consolidation* un sens tout autre que celui qu'on lui donne habituellement en chirurgie osseuse. Ce n'est pas l'époque prévue de la consolidation chirurgicale qu'il faudra indiquer, mais la date du retour probable de l'aptitude professionnelle. Les délais assignés à la consolidation des fractures, par les traités de chirurgie, devront donc être augmentés, plus ou moins suivant le cas.

Complications des fractures. — Nous ne pouvons passer en revue toutes les complications, générales ou locales, proches ou éloignées, qui se présentent dans la pratique des accidents. Nous reviendrons sur les complications tardives en traitant des impotences fonctionnelles consécutives aux traumatismes. Pour le moment nous voulons nous borner à mentionner quelques complications importantes par leur gravité ou dont l'étude est toute récente.

Les fractures, même celles des membres, peuvent être *suivies de mort*. Le siège en fait, quelquefois, la gravité (crâne, rachis, bassin). D'autres fois, la mort est déterminée par des complications d'ordre vasculaire : hémorragies internes (fractures de côtes, etc.), thromboses et embolies cardiaques ou pulmonaires, qui surviennent dans les premiers jours ou même plus de deux mois après le traumatisme, pénétration de l'air dans les veines, embolie graisseuse. Des complications de ce genre pourront obliger le médecin, incertain de la cause de la mort et placé dans l'obligation d'en indiquer la relation avec l'accident, à demander l'autopsie.

On a signalé, récemment, certains troubles trophiques osseux, consécutifs aux traumatismes et, en particulier, aux fractures, qui méritent d'arrêter notre attention. Ils sont peut-être plus fréquents qu'on ne pense et sont susceptibles de compliquer la tâche du médecin-expert.

ROGER et GARNIER ont étudié un cas qui démontre l'existence d'*ostéoarthropathies métatraumatiques* (1). Leur malade était un homme de 69 ans, qui avait eu une fracture de l'extrémité inférieure de l'avant-bras droit, à l'âge de

---

(1) H. ROGER et M. GARNIER : Ostéoarthropathies métatraumatiques, *La Presse méd.*, 5 déc. 1903, n° 97, p. 837.

48 ans, et avait présenté, quelques mois après, une déformation progressive du squelette de la main, très différente d'une lésion de rhumatisme déformant, et ne relevant ni de la compression des nerfs, ni de lésions vasculaires. Ces auteurs expliquent la genèse de cette déformation par une hypothèse ingénieuse. « Le fait capital qui domine cette observation, disent-ils, est la dépendance d'une lésion osseuse vis-à-vis d'une autre lésion osseuse antécédente ; le traumatisme a produit une fracture du radius et, consécutivement, sont apparues les déformations de la main ; les os seuls avaient été intéressés à l'avant-bras, les os seuls sont atteints à la main. Or chaque articulation est soumise à des influences trophiques qui règlent l'apport des matériaux et dirigent la rénovation des tissus, ces influences ont été modifiées à la suite d'un traumatisme. Le cal, une fois produit et devenu exubérant, a nécessité une nouvelle répartition des matériaux nutritifs à l'extrémité inférieure de l'avant-bras. Il a réagi sur les centres trophiques et les a modifiés de façon à les mettre en état de maintenir la forme nouvelle des os de l'avant-bras. Comme il arrive fréquemment, cette réaction ne s'est pas limitée au territoire auquel elle était destinée ; elle en a dépassé les limites et la nutrition des os a subi un trouble analogue à la main et à l'avant-bras. »

Des *atrophies osseuses calcaires* ont été observées comme conséquences lointaines des traumatismes, des fractures principalement. Elles ont été étudiées en Allemagne et, récemment, en France, par IMBERT et GAGNIÈRE (1). On les découvre sur les épreuves radiographiques où elles se manifestent par des modifications de la transparence osseuse. Il est utile, pour les mettre en évidence, de radiographier les régions symétriques du malade. — L'atrophie osseuse calcaire atteint des os sur lesquels le traumatisme n'a pas porté directement. Elle ne paraît pas avoir de rapport avec le siège de la fracture : de deux fractures identiques, celle d'un sujet est suivie d'atrophie, celle de l'autre non.

---

(1) A. IMBERT et J. GAGNIÈRE : Des atrophies osseuses calcaires consécutives à un traumatisme, *La Méd. des acc. du tr.*, Janv. 1905, p. 1.

On ne peut encore préciser la cause de cette lésion. SUDECK la considère comme une tropho-névrose réflexe. Cette atrophie apparaît plus de six semaines après le traumatisme. Elle peut être de longue durée, persister des années. Elle n'a que des symptômes assez obscurs. — « Tout semble rentré dans l'ordre, lorsque le malade accuse encore des douleurs et affirme être dans l'impossibilité de reprendre ses occupations antérieures. Si le traumatisme initial résulte d'un accident du travail et si le blessé peut, par suite, être soupçonné d'exagération, comme rien, à ce moment, dans l'aspect extérieur, ne peut expliquer une incapacité fonctionnelle persistante, on voit combien est précieuse, alors, l'exploration radiographique qui, en montrant l'existence d'une atrophie osseuse, ajoute au phénomène subjectif douleur, quelque peu insuffisant pour justifier des conclusions médico-légales favorables au blessé, un phénomène objectif auquel on ne peut refuser une réelle importance, bien qu'on ne puisse encore en préciser rigoureusement la valeur. » On devra donc rechercher cette lésion et en tenir compte dans toutes les expertises concernant les accidents du travail.

Fractures en particulier.— Les fractures sont longuement étudiées dans tous les traités de chirurgie. Quelques particularités, seulement, nous semblent devoir être rappelées ici.

Rachis. — Les auteurs allemands décrivent sous le nom de *maladie* ou *gibbosité de Kümmel*, une fracture méconnue de la colonne vertébrale qui est, assez fréquemment, le résultat de traumatismes qui ont atteint cette région du squelette. Les violences agissant suivant la direction de la colonne, les chocs portant sur la nuque ou les épaules déterminent, dans certains cas, des fractures des corps vertébraux, après lesquelles le tissu osseux peut rester ramolli pendant près d'une année. « Il en résulte qu'au début, surtout dans le décubitus dorsal, il peut n'y avoir aucun symptôme, tandis que plus tard, sous l'influence du poids du corps, on peut voir se produire, petit à petit, une gibbosité s'accompagnant de douleurs de plus en plus vives. La cyphose, suivant le cas, est plus ou moins considérable. Les cas évoluent de façon chronique, non seulement à cause de la mollesse du tissu spongieux, mais encore à cause de la résorption très lente des disques écrasés. Les symptômes, en dehors de la difformité, sont : une névrite par compression consécutive au rétrécissement des trous de conjugaison, de l'exagération des réflexes, des troubles neurasthéniques, de la dépression psychique, etc. Suivant l'intensité des symptômes, l'incapacité de travail peut être complète ou minime. » (GOLEBIEWSKI).

Doigts. — Les doigts sont particulièrement exposés dans l'industrie, où ils se trouvent constamment au contact des machines. Les traumatismes qui les atteignent produisent sur eux les effets les plus variés, depuis la simple contusion jusqu'à l'*amputation traumatique*. Les fractures compliquées des phalanges et les amputations traumatiques des doigts ont souvent des suites graves au point de vue des fonctions de la main. Dans les cas d'amputations traumatiques, les cicatrices sont lentes à se former, arrêtées, parfois, dans leur progrès par des ulcérations secondaires. Elles arrivent à donner au moignon cette forme spéciale qui en fait un *doigt conique*, déformation constituant une impotence permanente, fréquemment accompagnée de phénomènes douloureux, de raideurs articulaires et d'atrophies musculaires (1).

Métatarse. — On appelle *pied forcé*, une affection constituée par la fracture d'un ou de plusieurs métatarsiens. Cette affection a été pendant longtemps considérée comme relevant d'une entorse métatarsienne, d'une périostite ou d'une ostéopériostite. La radiographie en montre la nature véritable. Le pied forcé se produit à la suite d'un faux pas, d'un saut, ordinairement à la fin d'une longue marche chez un individu lourdement chargé. Il doit être considéré comme résultant d'un accident du travail. Si l'absence de douleur a permis au blessé de marcher, il n'en faut pas conclure que la fracture n'existe pas. Au besoin, la radiographie établirait le diagnostic.

---

(1) Ch. RÉMY : Cicatrisation vicieuse des blessures des doigts, *Rec. spécial des acc. du tr.*, nov. 1903, p. 231.

Luxations. — Ce que nous avons dit, à propos des fractures, de l'emploi de la radiographie, s'applique aussi au diagnostic des luxations. Nous n'insisterons pas sur ce point.

Les impotences consécutives aux luxations sont dues soit à l'ankylose, soit à la modification de la statique articulaire, soit à des altérations de la synoviale (arthrite) ou de la capsule ligamenteuse (rétractions), soit à des amyotrophies réflexes qui appartiennent à une complication myélopathique, soit à des troubles trophiques autres que les troubles trophiques musculaires.

Les troubles trophiques jouent un rôle important dans les suites des luxations. Aucun tissu de l'économie, disent MALLY et RICHON (1), n'est exempt des troubles trophiques qu'une lésion articulaire provoque à son voisinage. Cette lésion peut provoquer « non seulement de l'atrophie des muscles moteurs de l'articulation, mais encore des troubles trophiques cutanés (hyperhydrose, altérations des poils et des ongles, durillons multiples), des troubles trophiques vasculaires (cyanose, œdème dur et profond), des troubles trophiques osseux (retard de consolidation des cals), des troubles trophiques ligamenteux (relâchement des ligaments), et même des lésions du névraxe, comme l'ont démontré l'anatomie pathologique et l'expérimentation ». Il faut savoir rapporter à leur cause les troubles que nous venons d'énumérer et les considérer comme une suite éloignée de l'accident. La plupart de ces troubles, du reste, sont curables, et n'entraînent pas une incapacité permanente.

LÉSIONS TRAUMATIQUES DES MUSCLES, DES TENDONS ET DES BOURSES SÉREUSES

Ruptures musculaires et tendineuses. — Ces lésions, lorsqu'elles se produisent au niveau des muscles de la région lombaire, à l'occasion d'un effort violent ou d'une chute sur

----

(1) MALLY et RICHON : Contribution à l'étude des impotences fonctionnelles consécutives aux traumatismes articulaires, *Rev. de Chir.*, février, avril, juin, juillet 1904.

le dos, se manifestent par une douleur brusque, très vive, et quelquefois par une tuméfaction unilatérale. Elles rentrent dans cette classe d'affections douloureuses de la région lombaire que l'on désigne, en les confondant, à tort, sous le nom de *lumbago*. Ces ruptures sont manifestement d'origine traumatique. Mais, on doit les distinguer soigneusement des douleurs qui ont le même siège, sans avoir une cause accidentelle. Elles se rapprochent, seulement, par leur origine traumatique, de l'entorse de la colonne vertébrale, qui est appelée également *tour de reins* ou lumbago. — La lithiase, la phosphaturie se manifestent parfois à la façon du lumbago. On devra donc pratiquer l'examen des urines. Certaines maladies infectieuses ont, au nombre de leurs symptômes, une rachialgie qui ressemble au lumbago. La tuberculose vertébrale, la sacro-coxalgie déterminent des phénomènes douloureux qui ont parfois beaucoup d'analogie avec cette affection. Enfin le rhumatisme aigu cause une variété de lumbago très semblable au lumbago traumatique, mais qui cède au salicylate de soude. — On rapportera donc cette maladie à l'accident incriminé par le malade, seulement, après avoir éliminé ces différentes hypothèses, et après avoir établi que le traumatisme ou l'effort ont été assez violents pour déterminer une lésion musculaire.

Le *coup de fouet* est attribué, également, à une rupture musculaire, rupture des muscles du mollet produite par une contraction brusque. C'est à tort, suivant certains auteurs, qui considèrent cette affection comme l'effet de la rupture de varices profondes. Un jugement de justice de paix (Paris, XVIIe arr., 19 sept. 1900), qui adopte la première théorie, assimile le coup de fouet à un accident du travail :

« Attendu, en ce qui touche le caractère spécial à attribuer au « coup de fouet », qu'il est hors de doute qu'il présente les deux caractères reconnus indispensables, mais suffisants, pour qu'il y ait accident au sens de l'article 1er de la loi du 9 avril 1898, action soudaine et violente, provenant d'une cause extérieure, et lésion de l'organisme ; que, dès lors, s'il survient dans l'exercice du travail et s'il occasionne une incapacité de travail, il donne droit à une indemnité. » Cependant les commentateurs font des réserves à ce sujet. Ils

objectent qu'on ne saurait étendre une telle interprétation
à tous les cas, puisque le coup de fouet peut se produire en
dehors de toute action violente, par le seul fait de la marche,
de mouvements normaux. On devra donc rechercher si la
lésion est bien la conséquence de l'action soudaine d'une force
extérieure dépendant d'un événement soudain et anormal (1).

Ostéomes musculaires. — Les myostéomes ne sont pas
tous consécutifs à la répétition de petits chocs en un même
point. On connaît ceux des cavaliers, qui se forment dans les
adducteurs de la cuisse. Mais il en est d'autres, qui succèdent
à un traumatisme unique et violent (2). Ceux-ci pourront
être considérés, à l'occasion, comme accidents du travail.

Hygroma suppuré, Durillon forcé. — L'inflammation
des bourses séreuses et leur suppuration constitue l'hygroma
suppuré, qui, lorsqu'il se développe à la main, sur une bourse
séreuse d'origine professionnelle, prend le nom de durillon
forcé. Cette affection doit-elle être considérée comme un accident du travail, ou comme une maladie professionnelle? Des
réponses différentes ont été faites à cette question, et de
par la jurisprudence, et par les auteurs. Un jugement du juge
paix du XVIIe arrondissement (28 août 1900), a posé en principe que le durillon forcé doit être regardé comme un accident
du travail, « attendu qu'il est impossible de considérer comme
constituant une maladie professionnelle le simple durillon
qui se forme sur la peau..., et que le caractère morbide ne se
révèle que si le durillon s'enflamme à la suite d'une lésion
produite par l'action soudaine et violente d'une force extérieure, ce qu'en médecine on désigne sous le nom de durillon
forcé ». Il était facile de critiquer ce jugement en faisant
observer qu'il commet une méprise évidente sur le sens du
terme de « durillon forcé », qui ne contient pas, par définition, l'idée de traumatisme, malgré l'apparence. Mais
certains auteurs sont allés trop loin en se refusant à voir
dans le durillon forcé autre chose qu'une maladie pro-

---

(1) E. POELS : Étude médicale des cas incertains d'acc. du tr., *La Méd.
des acc. du tr.*, janv. 1905.
(2) L. CAHIER : Sur les myostéomes traumatiques, *Rev. de Chir.*, mars,
avril, mai, juin, 1904.

fessionnelle. Il est incontestable en effet, qu'une bourse séreuse, même d'origine professionnelle, peut être infectée par un traumatisme. Si donc ce traumatisme s'est produit à l'occasion du travail, l'hygroma et ses suites, qui, quelquefois, sont graves (phlegmon des gaines), donnent droit à l'indemnité. Ainsi en ont décidé plusieurs tribunaux : Justice de paix de Montereau, 30 mai 1903 : « Attendu que le durillon forcé peut être consiléré comme accident du travail, mais à la condition de se produire accidentellement » ; — Cour de Nancy, 16 février 1901 (confirmé par la Cour de cassation, 23 juillet 1902) ; — Cour de Limoges, 24 février 1904 ; — et 22 juillet 1904 : « le durillon forcé ne pouvant avoir pour cause occasionnelle qu'un traumatisme, il y aura lieu à l'application de la loi du 9 avril 1898 s'il résulte des circonstances de la cause, que l'éraillure qui a provoqué l'inflammation dérive du travail ».

IMPOTENCES FONCTIONNELLES CONSÉCUTIVES AUX LÉSIONS DU TÉGUMENT, DES OS, DES MUSCLES, DES TENDONS ET DES BOURSES SÉREUSES, SIMULATION DES IMPOTENCES.

Les diverses lésions que nous venons de passer en revue ont pour effet, soit d'entraîner la mort, soit de produire une maladie générale, soit de déterminer une déformation d'une région, soit enfin, — et c'est le cas le plus fréquent, — d'abolir d'une façon transitoire ou permanente les fonctions motrices d'un ou de plusieurs segments du corps.

Lorsqu'il y a impotence permanente, on admet presque toujours qu'une incapacité permanente de travail existe, totale ou partielle. On fait seulement quelques exceptions à cette règle : c'est ainsi que la perte de la troisième phalange de l'annulaire droit chez un mécanicien, ou de l'auriculaire droit chez un déménageur, un employé de chemin de fer, l'ankylose de la dernière articulation de l'auriculaire droit chez un mécanicien, la raideur de l'auriculaire gauche, ont été considérées comme ne causant pas de réduction de la capacité ouvrière.

Les déformations qui produisent des difformités sans apporter de gêne à l'exercice des fonctions professionnelles, sont, ou non, suivant le cas, assimilés aux impotences permanentes. L'arrachement de l'ongle de l'index (C. Nancy, 16 janvier 1902), une légère mutilation d'un doigt (Tr. civ. Marseille, 3 avril 1903), une perte de substance du bout de l'index et du médius droits (Tr. civ. Marseille, 5 janvier 1904), un enfoncement léger de l'os malaire (C. Nancy, 11 novembre 1903), n'ont pas donné droit à la rente.

Mais une difformité du visage consécutive à un accident a paru susceptible de diminuer la capacité professionnelle d'un blessé. Il s'agissait d'un ouvrier maçon victime d'un accident, qui, d'après le rapport de l'expert, M. THOINOT, « avait occasionné une paralysie faciale le défigurant hideusement et en avait fait un objet de risée et de dégoût ». Le Tribunal civil de la Seine avait attribué à la victime une rente correspondant à une réduction de salaire de 75 o/o, occasionnée par la perte de l'ouïe et de la vue du côté atteint, et avait déclaré qu'il n'y avait pas lieu de tenir compte, pour l'appréciation de la rente, de l'altération des traits de la victime. La Cour d'appel de Paris (7e chambre, 5 décembre 1903), réforma cette décision et, conformément aux conclusions de l'expert, estima à 90 o/o la réduction de salaire, posant implicitement ce principe que la difformité constitue un élément d'incapacité lorsqu'elle peut avoir une influence sur le salaire.

L'abolition des fonctions motrices, en dehors des paralysies et des contractures, que nous étudierons plus loin, est produite par les rétractions cicatricielles consécutives aux inflammations, par les sections musculaires et tendineuses, par les fractures (cals vicieux, pseudarthroses), par les ostéites, par les luxations, par les interventions chirurgicales que nécessitent les traumatismes, etc. Dans chacun de ces cas particuliers, différentes méthodes de précision pourront être mises en œuvre pour déterminer le degré de l'invalidité définitive et permettre l'évaluation de l'incapacité permanente.

On aura toujours soin de comparer entre elles les régions symétriques. L'examen local sera complété par la mensuration. On se servira du ruban métrique, afin de mentionner numériquement dans le rapport l'atrophie musculaire, le raccourcissement d'un membre. La méthode des empreintes pourra mettre en évidence certaines atrophies et certaines déformations du squelette, par exemple, dans les traumatismes du pied où l'on prendra les empreintes plantaires. On emploiera le goniomètre pour mesurer l'angle compris entre deux segments de membre articulés entre eux, en les plaçant dans leurs positions extrêmes, de façon à obtenir un angle de flexion et un angle d'extension qui représenteront la mobilité de l'articulation. Le dynamomètre servira à apprécier la force des groupes musculaires. Pour explorer l'action isolée de chacun de ces groupes, on utilisera l'échelle de traction de cet instrument. Les appareils mécanothérapiques donnent aussi sur les fonctions motrices que l'on veut examiner, des renseignements précis. Enfin l'électro-diagnostic est un moyen sûr de mettre en évidence la force musculaire des membres traumatisés. « L'électro-diagnostic, dit Régnier (1), peut être utilisé par la médecine des accidents à deux moments différents : 1º pendant le cours du traitement comme complément du diagnostic clinique pour évaluer, d'après les données qu'il fournit, quelle sera la durée probable du traitement et les résultats qu'on doit en espérer ; 2º dans les contestations auxquelles donnent lieu les incapacités de travail permanentes, pour apprécier la capacité fonctionnelle des muscles et dépister les simulateurs. »

L'expert qui soupçonne la *simulation* dispose de moyens variés pour la découvrir. L'électro-diagnostic en est un, lorsque la puissance du muscle est en question : le blessé doit exécuter activement tous les mouvements que provoque le courant faradique. Lorsqu'il s'agit d'une articulation dont le possesseur exagère la raideur, on cherche à détourner l'attention de celui-ci en examinant d'autres régions tandis qu'on fait exécuter des mouvements passifs à l'articulation ; on neutralise ainsi la tension musculaire qui était nécessaire au simulateur pour fixer son articulation.

---

(1) L. R. Régnier : *La méd. des acc. du tr.*, 1903, p. 6 ; et *Ann. d'hyg. pub. et de méd. lég.*, 1903, 3ᵉ s., T. 49, p. 508.

On arrivera encore à distraire l'attention du simulateur en lui faisant raconter et mimer l'accident, en lui demandant d'exécuter les mouvements habituels de sa profession. « Telle fraude qui n'a pas apparu pendant que le blessé se déshabillait, deviendra évidente lorsqu'après un examen prolongé il remettra ses vêtements » (RÉMY). Le sujet indique-t-il une douleur articulaire comme cause de son impotence, on recherchera la contracture réflexe, qui accompagne toujours les douleurs réelles, et la dilatation de la pupille qui suit la douleur déterminée par la mobilisation du membre.

Le procédé indiqué par PAILHAS peut servir pour diverses impotences motrices des membres (1). Ce moyen « consiste à imprimer, avec une accélération progressive, des mouvements rythmés portant alternativement, d'une part, sur l'organe ou la région prétendue malade et, d'autre part, sur l'organe ou partie du corps symétrique : tels les deux bras, les deux coudes, les deux mains. S'agit-il, par exemple, d'une raideur ou d'une limitation suspecte des mouvements de l'un des genoux, le plaignant est étendu sur le dos, puis l'expert, placé devant lui, saisit à pleines mains ses deux pieds et s'en sert comme d'une extrémité de levier pour communiquer successivement à chacun des genoux les mouvements de flexion et d'extension dont ils apparaissent, tout d'abord, respectivement capables. Bientôt, à la faveur de leur accélération ordonnée et croissante, ces mouvements s'imprègnent d'*automatisme*, et c'est alors que le résultat de l'épreuve tend à s'affirmer dans le sens de telle ou telle constatation. L'impotence est-elle réelle? Le sujet n'ayant qu'à s'abandonner passivement à l'expérimentation, on conçoit que ni l'accélération ni l'automatisme ainsi provoqués ne pourront sensiblement modifier l'uniformité, la puissance et l'amplitude primitives des mouvements. Mais il n'en est pas de même s'il s'agit d'une impotence simulée ; car, dans ce cas, l'automatisme paralysant dans une large mesure le contrôle et l'effort de la volonté, ne tarde pas à

---

(1) PAILHAS (d'Albi) : Simulation d'impotences motrices et procédé d'examen..., *La méd. des acc. du tr.*, 1903, p. 332.

donner aux mouvements des organes examinés un caractère
évident d'irrégularité, d'inégalité, de contradiction ».

Certains procédés conviennent à des régions spéciales.

Epaule. — Quand le malade déclare ne pouvoir lever le
bras au-dessus de l'horizontale, on peut employer le procédé
de RÉGNIER (de Bordeaux). On fait incliner le tronc du
sujet en avant, et on lui place les bras des deux côtés de la
tête, position qui rappelle celle de l'adoration musulmane,
puis on lui fait relever brusquement le tronc : s'il y a simulation, les deux bras restent parallèles. « On peut encore
lever passivement les bras jusqu'à l'horizontale ; le malade
dit alors qu'il ne peut aller au delà ; on le fait brusquement
asseoir ou coucher sur un siège un peu bas, le médecin
gardant dans sa main le bras du malade. On voit alors que
l'articulation jouit d'une élévation plus considérable que
celle avouée par la simulation (1). »

Coude. — Lorsque le blessé ne convient pas que son avant-
bras puisse s'étendre au-delà de l'angle droit, on fléchit
lentement le coude, puis, brusquement, avec un grand
déploiement de force, on essaie de l'étendre. On sent alors
une résistance impossible à vaincre, alors qu'auparavant
le travail fourni par le biceps était très faible. Le malade,
pour résister à la flexion passive, contractait ses extenseurs, dont il réglait l'action par son biceps.

Main. — « Supposons qu'un blessé simule une impuis-
sance à fléchir les doigts. Il peut arriver à la simuler au
moyen d'une contraction des extenseurs des doigts ; mais
les extenseurs de l'avant-bras sont aussi contractés et le
coude raide. On lui enjoint de rendre son coude plus lâche
et de serrer avec ses doigts la main gauche du médecin, puis,
avec l'autre main, le médecin exécute des mouvements
passifs de flexion et d'extension de l'avant-bras. Au moment où le simulateur décontracte les extenseurs de l'avant-
bras, il décontracte aussi les extenseurs des doigts et ne

---

(1) Cet exemple et les suivants sont empruntés à l'article de MENIER :
Quelques procédés propres à dépister les simulateurs..., *La méd. des acc. du
tr.*, 1903, p. 41.

presse plus, dans ce moment, la main du médecin, parce qu'il remarque que le contrôle de ses extenseurs de l'avant-bras lui fait défaut. On lui ordonne de continuer à serrer et on exécute des mouvements passifs du coude. Le malade exerce, à un certain moment, une pression plus forte, et cela nous suffit pour être convaincu de sa mauvaise foi » (MENIER).

On peut encore employer le procédé suivant : on donne au blessé un dynamomètre dans chaque main, et, après lui avoir montré ce qu'il a marqué précédemment de la main saine, on le prie de presser simultanément les deux appareils ; le sujet qui limite volontairement la force d'une main diminue nécessairement celle de l'autre, et ainsi l'on peut distinguer s'il y a, ou non, simulation (1).

Un autre moyen, indiqué par RÉMY, permet de juger, sinon de la force, du moins de la bonne volonté du blessé. On lui ordonne de serrer de toutes ses forces dans sa main affaiblie un objet cylindrique et lisse, comme un verre de lampe, une bouteille ; puis, on arrache l'objet brusquement : si le patient ferme la main, c'est qu'il fait réellement un effort pour serrer ; si la main reste ouverte, il y avait mauvais vouloir et probablement simulation d'une impotence.

Lorsque l'on fait fermer le poing à un blessé et que, ses articulations étant indemnes, il fléchit les doigts et laisse le pouce étendu, c'est qu'il trompe (FORGUE et JEANBRAU).

Genou. — Dans un cas où le blessé diminuait volontairement la mobilité de cette articulation, VERMEULEN a employé la méthode suivante : le sujet reposant sur une table et couché sur le dos, on fléchit lentement la cuisse sur le bassin ; les muscles extenseurs sont alors rapidement insuffisants pour maintenir la jambe à un angle de flexion limitée et bientôt la flexion devient complète, le blessé, préoccupé surtout de s'opposer à l'extension, n'appréhendant pas l'exécution d'un mouvement contraire.

A ces diverses explorations viendront s'ajouter des cons-

___

(1) Ch. VERMEULEN, *La méd. des acc. du tr.,* 1903, p. 38.

tatations d'un autre ordre. On recherchera si le membre
prétendu impotent porte des callosités professionnelles,
s'il présente du hâle sur la peau ; si les chaussures sont
également usées, si les appareils fournis pour aider le blessé
sont intacts. BLASIUS découvrit la supercherie d'un blessé
qui se plaignait d'une incurvation du tronc, en se faisant
présenter l'appareil construit pour ce malade, appareil qui
n'avait pas été porté (RÉMY).

ÉVALUATION DES INCAPACITÉS PERMANENTES RÉSULTANT DES LÉSIONS DU TÉGUMENT, DES OS, DES ARTICULATIONS, ETC.

On tient compte, dans l'évaluation des incapacités permanentes, de l'étendue de la perte fonctionnelle subie, du
mode d'association des lésions, quand elles intéressent
plusieurs régions, et du côté du corps atteint. Les impotences du membre supérieur gauche chez les droitiers, celles
du membre supérieur droit chez les gauchers réduisent
le salaire dans des proportions moindres que celles du
côté le plus actif et obtiennent des indemnités moins
élevées.

La perte simultanée des fonctions motrices de deux
membres entraîne l'incapacité absolue ; la réduction de
salaire est estimée à 100 pour 100 ; exemple : l'amputation
des deux bras, des deux jambes, d'un bras et d'une jambe,
et encore : l'amputation d'une jambe et une fracture de
l'autre jambe (C. Douai, 5 avril 1900), l'impotence presque
complète de la main gauche avec ankylose de trois doigts
de la main droite (C. Limoges, 27 mai 1903).

Très divers sont les cas qui déterminent une incapacité
permanente partielle. Nous allons citer, pour chacun des
principaux cas, les évaluations adoptées le plus généralement
par la jurisprudence ou proposées par les auteurs. Nous
donnerons, successivement, à la suite de la désignation de
la lésion, les chiffres fournis par les jugements et arrêts,
puis ceux de deux médecins qui se sont particulièrement

occupés de cette question et dont les travaux font autorité. M. Georges BROUARDEL (1) et M. Ch. RÉMY (2). Nous devons indiquer, au préalable, la méthode de chacun de ces deux auteurs.

M. G. BROUARDEL s'est proposé de proportionner l'évaluation de chaque infirmité à la perte réelle de salaire subie par la victime dans sa profession particulière. Mais, comme on ne peut dresser une table d'évaluation pour chaque métier, il a groupé les diverses professions en *quatre catégories* : 1° journaliers ; 2° professions dans lesquelles l'ouvrier a surtout besoin de ses membres supérieurs ; 3° professions dans lesquelles l'ouvrier a besoin surtout de ses membres inférieurs ; 4° ouvriers d'art. Dans les *évaluations* que nous donnons plus loin *nous désignons ces quatre classes par des chiffres romains.*

M. RÉMY, en partant du principe que nous avons indiqué plus haut (p. 68), voulant baser l'évaluation des incapacités sur la physiologie des fonctions ouvrières des diverses parties du corps, divise le corps du travailleur en cinq régions : membre thoracique ou supérieur, membre pelvien ou inférieur, tronc, cou, tête, et étudie pour chacune d'elles ses fonctions plus spécialement ouvrières. Au membre supérieur, par exemple, le transport de la main derrière le dos ne doit être considéré comme une fonction ouvrière que chez le portefaix ; dans toute autre profession la suppression de cette fonction n'entraîne aucune diminution de salaire. Les données fournies par cette méthode peuvent se résumer ainsi :

Fonc i ns ouvrières de la main : 1° préhension à pleine main, nécessitant l'intégrité de l'*anneau pollici-digital* et du *fourreau digital* (préhension d'un manche d'outil, comme le marteau) ; 2° préhension de la pince-bidigitale (action de tenir un clou, une aiguille), tri-digitale (plume, burin), quinti-digitale (brosse) ; 3° mouvement de roulement des

(1) G. BROUARDEL : De l'évaluation des infirmités permanentes, *Soc. de méd. lég.*, mai et juillet 1902, et *Ann. d'hyg. pub. et de méd. lég.*, juin 1902. — *Les acc. du tr.*, 1903.

(2) Ch. RÉMY : L'évaluation des incapacités permanentes..., rapp. au *Congrès méd. internat. des acc. du tr.*, Liège, 1905.

doigts ; 4º propulsion par la paume ou le talon de la main ; 5º direction des outils ; 6º sensibilité.

Fonctions ouvrières du bras et de l'avant-bras : 1º flexibilité ; 2º rotation ; 3º écartement ou rapprochement du tronc ; 4º élévation au-dessus de la tête ; 5º transport de la main au lieu du travail ; 6º effort.

Fonctions ouvrières des membres inférieurs : 1º marche à plat ; 2º ascension ou descente, marche sur plan incliné ; 3º station verticale ; 4º station assise ; 5º station accroupie ou à genoux ; 6º station à califourchon ; 7º rotation ; 8º sensibilité ; 9º effort.

Fonctions ouvrières du cou : 1º flexibilité ; 2º rotation ; 3º influence spéciale sur la voix ; 4º effort ; 5º influence sur la nutrition générale.

Fonctions ouvrières de la tête : 1º action de transport ; 2º fonctions du système nerveux central ; 3º fonction visuelle; 4º fonction auditive ; 5º émission de la parole ; 6º influence sur la nutrition générale.

Les chiffres que nous allons donner indiquent la réduction de salaire déterminée par l'incapacité, 100 étant considéré comme le salaire normal de l'individu, une réduction évaluée à 100 représentant l'incapacité absolue. Là où il y a une différence à faire entre les deux côtés, on trouvera deux chiffres : le plus fort se rapporte au membre le plus actif, droit chez les droitiers, gauche chez les gauchers.

Tête. — En dehors des lésions de la tête entraînant des troubles nerveux ou sensoriels et que nous étudierons plus loin, on ne trouve dans la jurisprudence qu'un petit nombre de cas : fracture de la mâchoire inférieure, réduction de la capacité évaluée à 15 ; fracture consolidée de la mâchoire inférieure I. RÉMY propose les chiffres suivants : *Nez*, destruction 0, avec retentissement sur les voies respiratoires 15 ; sténose nasale unilatérale 0, bilatérale 5 à 10. — *Lèvres*, disparition d'une lèvre 0 à 10 ; avec écoulement de salive 20 ; sténose buccale laissant passer les solides 0, ne laissant passer que les liquides 5 à 25. — *Langue*, perte complète 0 à 10. — *Mâchoire inférieure*, disparition de la moitié 0 à 15 ; du corps 10 à 20 ; fracture 0 à 15 ; ankylose incomplète 0 ;

ankylose avec les dents serrées 20 à 33 ; pseudarthrose o à 5 ; contracture du masséter o à 10. — *Mâchoire supérieure*, disparition de la moitié o à 10 ; fracture avec oblitération des voies lacrymales 10 ; fracture avec oblitération du sinus maxillaire 10. — *Fistule salivaire* du canal de Sténon o à 5. — *Crâne*, trépanation o à 20. — *Cuir chevelu*, arrachement, scalp o à 15 ; cicatrices o à 5.

Cou. — Évaluations de RÉMY : torticolis osseux 10 à 20; avec courbure exagérée 25 ; torticolis musculaire 3 à 15 ; ankylose des vertèbres cervicales supérieures 25 à 60 ; ankylose des vertèbres cervicales inférieures 15 à 25 ; amyotrophie réflexe amenant une déformation de la colonne 10 à 20.

Colonne vertébrale; Tronc. — Dans la jurisprudence on trouve : fractures de côte suivies de gêne respiratoire, manœuvre 10, mécanicien 8 2/3 ; traumatisme rachidien avec douleurs vives consécutives 6 2/3 ; arthrite rachidienne cervico-dorsale 5 1/3 ; fracture du bassin, marche avec béquilles, terrassier 89 ; fracture du bassin, boiterie légère, plombier 12 1/3, terrassier 4. — RÉMY propose : *Cicatrices* cutanées formant des brides qui gênent les mouvements des membres 10 à 75 ; cicatrices sans brides gênantes, mais avec ulcération inguérissable 10 à 50. — *Colonne vertébrale*, scoliose ou cyphose 10 à 30, avec courbure exagérée (gibbosité de Kummel) 10 à 50 ; ankylose à la région lombaire 15 à 30. — *Côtes*, cal ordinaire de une côte o ; cal avec saillie extérieure ou accrochement de l'omoplate 10 à 25 ; fracture d'un grand nombre de côtes avec déformation thoracique et gêne respiratoire 30 à 60. — *Sternum*, enfoncement 10 à 20. — *Clavicule*, déformation de la clavicule o ; cal blessant la peau 15 ; pseudarthrose o à 10 ; luxation non réduite de l'extrémité externe o à 5, de l'extrémité interne o à 10 — *Omoplates*, déformation du bord spinal 3 à 10; fracture intra-articulaire 20 à 30. — *Bassin*, saillie anormale du bassin fracturé 10 à 15 ; déformation avec troubles urinaires 20 à 100 ; relâchement de la symphyse du pubis 10.

Membre supérieur. — Perte totale du membre 70 à 80, 50 à 60. — BROUARDEL : I et II 70 à 80, 60 à 70 ; III 50 à 70,

40 à 50 ; IV 70 à 90, 70 à 80 ; — RÉMY : 75, 60. — OLLIVE et LE MEIGNEN 90, 70 à 80.

Epaule. — Désarticulation, droite 75 ; fracture, droite 25 ; limitation des mouvements, droite, charretier 45 ; gêne et douleur après fracture de la clavicule, droite 15 ; gêne après fracture, charretier 11 ; gêne après luxation, gauche, maçon 10 1/2; arthrite chronique scapulo-humérale, droite, charretier 15 ; arthrite sèche après fracture de la clavicule, droite, démolisseur 8 ; arthrite guérissable, gauche, coltineur 2 1/2. — BROUARDEL : ankylose complète, I 40 à 55, 40 à 50 ; II 40 à 50, 30 à 45 ; III 25 à 35, 10 à 25 ; IV 40 à 65, 35 à 55 ; — ankylose incomplète, I 10 à 40 ; II 10 à 40, 10 à 30 ; III 10 à 25, 0 à 10 ; IV 30 à 40, 10 à 35. — RÉMY : ankylose, bras tombant avec mobilité de l'omoplate 19, 15 ; ankylose, bras tombant avec fixation de l'omoplate 30 à 40, 24 à 32 ; raideur, angle favorable (entre la verticale et l'horizontale en avant) 16, 13 ; angle défavorable 30, 24 ; articulation folle 50, 40 ; luxation non réductible, avec mouvements 18, 14, avec ankylose 30 à 40, 24 à 32, avec ankylose et compression nerveuse ou atrophie du membre 40 à 75, 32 à 60 ; amyotrophie traumatique réflexe 5 à 20, 4 à 15.

Bras. — Amputation, droit 70 à 80, gauche 50 à 66,66 ; fracture compliquée ayant entraîné la perte totale du bras gauche, charretier 60 ; fracture avec raccourcissement, gêne notable et amyotrophie, droit, charretier 15 ; atrophie musculaire après fracture, droit, employé de marchand de bois 9 ; atrophie musculaire après phlegmon, terrassier 13. — RÉMY : amputation, partie moyenne 67 1/2, 54; déformation de l'humérus, saillie en dehors 7 1/2, 6; pseudarthrose 50, 40 ; amyotrophie traumatique réflexe 5 à 35, 4 à 28.

Coude. — Limitation des mouvements à droite, maçon 11 1/4; à gauche, couvreur 13 1/2, menuisier 10, plombier (amélioration certaine) 2 3/4. — G. BROUARDEL : ankylose complète, I 30 à 40, 25 à 35; II 30 à 35, 25 à 35; III 10 à 25, 5 à 15 ; IV 35 à 45, 25 à 40 ; ankylose incomplète suivant le degré, I 10 à 30, 5 à 25 ; II 10 à 30, 5 à 25 ; III 0 à 10,

o à 5 ; IV 20 à 35, 10 à 25. — RÉMY : désarticulation 67 1/2,
54 ; ankylose rectiligne 56, 45 ; ankylose à 135° 56, 45 ;
ankylose à 90° 19, 15 ; ankylose à 45° 25, 20 ; ankylose avec
soudure de l'articulation radio-cubitale 45, 36 ; raideur,
angle favorable (de 75° à 105°) 15, 12 ; raideur, angle défavorable distal (voisin de l'extension) 50, 40 ; raideur, angle
défavorable proximal (voisin de la flexion), 30, 24 ; raideur
dans les mouvements de rotation, angle favorable (voisin de
la pronation complète) 10, 8 ; angle défavorable (voisin de
la supination complète) 15 à 30, 12 à 24 ; articulation folle
50, 40 ; luxation irréductible, avec mouvements d'accom-
modation 15, 12 ; avec perte de la flexion et conservation
de la rotation 15 à 50, 12 à 40 ; avec compression nerveuse
ou atrophie du membre 25 à 75, 20 à 60.

Avant-Bras. — Amputation : 60 à 80, 50 à 70. —
G. BROUARDEL : perte de toute la partie au-dessous du coude
I 70 à 80, 60 à 70 ; II 70 à 80, 60 à 70 ; III 50 à 60, 40 à 50 ;
IV 70 à 90, 70 à 80. — RÉMY : amputation partie moyenne
60, 48 ; déformation de l'avant-bras avec changement d'axe
15, 12 ; déformation de l'avant-bras avec soudure des deux
os 25 à 37 1/2, 20 à 30 ; déformation moyenne de l'extrémité
inférieure du radius 7 1/2. 6 ; déformation grave de l'extrémité inférieure du radius avec modification de la direction de
surface articulaire et subluxation de la main 15 à 25, 12 à 20 ;
pseudarthrose des deux os, serrée 25, 20, lâche 50, 40 ;
pseudarthrose d'un seul os, serrée 15, 12, lâche 25, 20 ;
pseudarthrose de l'olécrane avec amyotrophie et conservation des mouvements 10 ; amyotrophie traumatique réflexe
5 à 35, 4 à 28.

Poignet. — Désarticulation du poignet droit 75, chez
un scieur 55 ; faiblesse et gêne après fracture, droit, terrassier
25, couvreur 20, charretier 15, couvreur 8 1/3, cocher 6 1/2 ;
limitation des mouvements consécutive à une fracture du
radius gauche, terrassier 13 1/3 ; gêne légère, gauche, peintre
8, journalier 6, terrassier 4. — G. BROUARDEL : ankylose
complète de l'articulation du poignet, I 20 à 35, 15 à 20 ;
II 20 à 30, 15 à 20 ; III 5 à 15, 5 à 10 ; IV 30 à 45, 20 à 30 ;
ankylose incomplète, suivant degré, I 5 à 20, 5 à 15 ; II 5

à 20, 5 à 15 ; III o à 5 o, à 5 ; IV 10 à 30, 5 à 20. — RÉMY :
désarticulation 60, 48 ; désarticulation au niveau du métacarpe ou amputation dans le métacarpe 45, 36 ; ankylose
rectiligne ou en extension 9, 7 1/2 ; ankylose en position
fléchie 37 1/2, 30 ; raideur, angle favorable (flexibilité antéropostérieure et flexibilité latérale possibles également de
chaque côté de la ligne médiane) 8, 6 1/2 ; raideur, angle
défavorable (voisin de la flexion exagérée) 15 à 30, 12 à 24 ;
articulation folle 15, 12 ; luxations irréductibles ou subluxations dues aux déformations de l'extrémité inférieure
de l'avant-bras 8 à 25, 6 à 20.

Main. — Perte totale de la main 65 à 75, 50 à 60 ;
impotence presque complète consécutive à une fracture,
droite 60, chez un charretier 75 ; perte de l'usage de la main
gauche, couvreur 50 ; perte de l'usage de la main gauche par
ankylose de tous les doigts, menuisier 50 ; faiblesse par synovite et adhérence tendineuse de la main droite, charpentier 5 ,
gêne des mouvements des doigts consécutive à des brûlures,
miroitier 9. — G. BROUARDEL : perte de la main, I 60 à 75,
55 à 65 ; II 65 à 75, 55 à 65 ; III 45 à 55, 30 à 40 ; IV 70 à 90,
70 à 80. — RÉMY : déformation par fracture du deuxième
métacarpien 8 1/2, 7 ; déformation par fracture du troisième
métacarpien 8 1/2, 7 ; chevauchement des deux derniers
métacarpiens sur le carpe, luxation 50, 40 ; chevauchement
de tous les métacarpiens sur le carpe, luxation 55, 44 ;
amyotrophie traumatique réflexe de l'éminence thénar 5 à
12, 3 à 9.

Pouce. — Perte totale du pouce droit ou gauche 15 à 25 ;
amputation, droit 16 ; amputation, gauche, mécanicien 25,
charretier, 15 ; perte de l'usage du pouce droit par ankylose
10, chez une découpeuse 30 ; perte d'une phalange, droit,
lingère 12 1/2, caoutchoutier 7 1/2, cocher 6 2/3 ; perte d'une
phalange, gauche, brocheur 12, homme d'équipe 10, mouleur
8 1/2, forgeron 5 ; perte de la moitié de la deuxième phalange,
droit, tourneur 4 ; perte de substance à l'extrémité du pouce
droit, ajusteur 1 ; perte de 1 centimètre à l'extrémité du
pouce gauche, homme de peine 1 1/2 ; raideur articulaire des
deux articulations, droit, cordonnier 6 1/3 ; ankylose des

deux articulations, gauche fraiseur 12 ; raideur des deux articulations, gauche, limousineur 7 1/2 ; ankylose de l'articulation interphalangienne droite, polisseur 8 1/2, tourneur 3 ; ankylose de l'articulation interphalangienne gauche, manœuvre 10 ; gêne légère des mouvements, droit, maçon 3 ; légère raideur articulaire, gauche, cordonnier 5, terrassier 2. — G. BROUARDEL : perte du pouce, I 25 à 35, 15 à 25 ; II 25 à 35, 15 à 25; III 15 à 25, 10 à 25; IV 40 à 55, 25 à 40. — RÉMY : désarticulation de la phalange unguéale 6, 4 4/5 ; désarticulation de la phalange métacarpienne 20, 16; désarticulation du métacarpien 30, 24 ; amputation dans la continuité de l'os, phalange unguéale 5, 3 4/5 ; phalange intermédiaire 19, 15 ; métacarpien 29, 23 ; ankylose de l'articulation de la phalange unguéale 3, 2 2/5 ; ankylose de la phalange et du métacarpien 4, 3 1/5 ; ankylose métacarpocarpienne 6, 4 4/5 ; perte de deux articulations en extension 15, 12 ; perte de deux articulations en demi-flexion 7 1/2, 6 ; pertes des trois articulations en extension 20, 16 ; perte des trois articulations en demi-flexion 10, 8 ; pseudarthrose de la phalange unguéale 5, 3 4/5 ; pseudarthrose de la phalange intermédiaire 18 à 20, 14 à 16.

Index. — Perte totale du doigt 10 à 15, 8 à 15 ; amputation, droit, tourneur 10, imprimeur 15, imprimeur 8, conducteur mécanicien 12 1/2 ; amputation, gauche 12, 10 ; perte de deux phalanges, droit, aide-mécanicien 12, charretier 8, manœuvre 7 1/2 ; perte de deux phalanges, gauche, tourneur 15 1/2, aide-monteur 8 1/4 ; perte de la phalangette, droit, charretier 10, estampeur 5 ; amputation de la phalangette, gauche, ajusteur 5 ; perte de la phalangette et ankylose partielle des articulations, droit, homme d'équipe 12, menuisier 5 ; perte de la phalangette et demi-ankylose de la deuxième articulation, gauche, peintre en voiture 11, ajusteur 8, tubiste 5, relieur 3 1/2, employé au Métropolitain 13/4; section du tendon fléchisseur, droit, trieuse 6 ; perte du tendon fléchisseur de la dernière phalange, gauche, bijoutier 4 1/4 ; ankylose des deux dernières articulations, droit, employé de chemins de fer 15, menuisier 10, ajusteur 10 ; ankylose des deux dernières articulations, gauche, terrassier 10, serrurier 9 ; ankylose de la dernière articulation, droit, manœuvrier 6 1/2, menuisier 4 1/4, dégauchisseur 3 ; ankylose de la dernière articulation, gauche, charretier 4 1/2 ; perte de substance sans raideur articulaire, gauche, mécanicien 1 2/3. — G. BROUARDEL : perte de l'index, I 10 à 15, 5 à 15 ; II 10 à 25, 5 à 15 ; III 10 à 15, 5 à 15 ; IV 25 à 35, 15 à 25. — RÉMY : désarticulation de la phalangette 6, 4 4/5 ; de la phalangine 7 1/2, 6 ; de la phalange 12 à 15, 10 à 12 ; amputation dans la continuité de l'os, phalangette 5, 3 4/5 ; phalangine 6 1/2, 5 ; phalange 11 à 14, 9 à 11 ; ankylose de l'articulation phalango-unguéale 3, 2 2/5 ; ankylose phalango-phalangienne en extension 6, 4 4/5 ; ankylose phalango-phalangienne en demi-flexion 3, 2 2/5 ; ankylose phalango-métacarpienne en extension 7 1/2, 6 ; ankylose phalango-métacarpienne en demi-flexion 4, 3 ; perte de deux articulations en extension 12, 10 ; perte de deux articulations en demi-flexion 6, 5 ; perte des trois articulations en extension 15, 12 ; perte des trois articulations en demi-flexion 7 1/2 6 ; pseudarthrose de la phalangette 4, 3 1/5 ; pseudarthrose de la phalange ou de la phalangine 12 à 15, 10 à 12.

Médius. — Perte totale du doigt, droit ou gauche, 10 à 12 ; perte du médius droit, homme d'équipe 12, tailleur de pierre 9 ; perte de l'usage du médius gauche, débardeur 8 1/2 ; perte de deux phalanges, gauche, ajusteur 11 ; perte de la phalangette droite, divers ouvriers 5 ; perte de la phalangette gauche, cordonnier 11, charretier 5, estampeur 3 ; perte du tendon fléchisseur de la dernière articulation, droit, zingueur 1 1/2 ; section des tendons fléchisseurs, gauche, homme d'équipe 10 ; ankylose des trois articulations, gauche, raffineur 9, tonnelier 5 ; ankylose de la deuxième articulation, gauche, cocher livreur 3 2/3 ; ankylose de la troisième articulation, gauche, serrurier 3. — G. BROUARDEL : perte du médius, I 10 à 15, 5 à 10 ; II 10 à 15, 5 à 10 ; III 5 à 10, 5 à 10 ; IV 15 à 25, 15 à 20. — RÉMY : désarticulation de la phalangette 0 ; de la phalangine 3, 2 2/5 ; de la phalange 4, 3 1/5 ; amputation dans la continuité de l'os, phalangette 0 ; phalangine 2, 1 2/5 ; phalange 3, 2 1/5 ; ankylose : prendre la moitié des évaluations concernant l'auriculaire ; pseudarthrose de la phalangette 1 1/5, 1 ; pseudarthrose de la phalangine et de la phalange 4 à 5, 3 à 4.

Annulaire. — Perte totale du doigt, droit ou gauche, 8 à 12 ; amputation, droit, 12, chez un fondeur 8 ; perte de deux phalanges, droit, aléseur 7 ; perte de deux phalanges, gauche, palefrenier 6 1/2 ; perte de la phalangette droite, terrassier 5, scieur 3, mécanicien 0 ; perte de la phalangette gauche, serrurier 5, mécanicien 4 ; perte de la moitié de la phalangette droite, légère raideur articulaire, fraiseur 3 1/3, tourneur sur métaux 1 2/3 ; ankylose des trois articulations, gauche, briquetier 6 1/2 ; ankylose des deux dernières articulations, gauche, tonnelier 8, charretier 3 1/2 ; ankylose de la dernière articulation, gauche, tourneur 5 ; arthrite de la deuxième articulation, droit, magasinier 2. — G. Brouardel : I 5 à 10, 5 à 10 ; II 5 à 10, 5 à 10 ; III 5 à 10, 0 à 5 ; IV 15 à 20, 10 à 15. — Rémy : désarticulation, amputation : voir médius ; ankylose : prendre la moitié des évaluations concernant l'auriculaire ; pseudarthrose de la phalange unguéale 1 1/5, 1 ; pseudarthrose de la phalangine et de la phalange 4 à 5, 3 à 4.

Auriculaire. — Perte totale du doigt 8 à 10, 6 à 10 ; amputation, droit, 6 1/4, 8 ; gauche, menuisier 12 1/2, charpentier en fer 3 ; perte de deux phalanges, droit, ajusteur 6 1/2 ; perte de deux phalanges, gauche, imprimeur 5 ; perte de la phalangette droite, charpentier 6, journalier 4, fileur 3 ; déménageur 0 ; employé de chemin de fer 0 ; perte de la phalangette gauche, charretier 2 ; ankylose des trois articulations, droit, homme de peine 6 2/3 ; ankylose des deux dernières articulations, droit, menuisier 5 1/2, miroitier 5, maçon 2 ; ankylose des deux dernières articulations, gauche, menuisier 3 ; ankylose de la dernière articulation, mécanicien 0. — G. Brouardel : perte du doigt : I 5 à 10, 0 à 10 ; II 5 à 10, 0 à 5 ; III 5 à 10, 0 à 5 ; IV 15 à 20, 5 à 10. — Rémy : désarticulation de la phalangette 1, 0 2/5 ; de la phalangine 6, 4 2/5 ; de la phalange 7 1/2, 6 ; avec le métacarpien 10, 8 ; amputation dans la continuité de l'os, phalangette 0,9, 0,7 ; phalangine 5, 3 2/5 ; phalange 6 1/2, 5 ; avec le métacarpien 9, 7 ; ankylose de l'articulation phalango-unguéale 1 1/5, 1 ; de l'articulation phalango-phalanginienne en extension 3, 2 2/5 ; de la même en demi-flexion 1 1/2, 1 1/5 ;

de l'articulation phalango-métacarpienne en extension 4, 3 1/5 ; de la même en demi-flexion 2, 1 3/5 ; perte de deux articulations en extension 7 1/5, 6 ; perte de deux articulations en demi-flexion 3 7/10, 3 ; perte de trois articulations en extension 10, 8 ; perte de trois articulations en demi-flexion 5, 4 ; pseudarthrose de la phalangette 2 1/5, 1 ; de la phalangine ou de la phalange 5 à 7, 6.

Perte de plusieurs doigts. — Ankylose du pouce, de l'index et du médius droits, couvreur 43 ; perte d'une phalange du pouce et du médius droits, légère raideur articulaire des deux derniers doigts, brocheur 40 ; gêne légère du pouce et de l'index droits, meunier 16 ; perte de l'index et du médius droits 30 ; perte de la première phalange de l'index droit et de trois autres doigts 50 ; perte partielle de l'usage des quatre derniers doigts par section des tendons, à droite, menuisier 40 ; ankylose complète du médius et de l'index droits, lithographe 25 ; gêne légère des mouvements des quatre derniers doigts, à droite, blanchisseuse 8 ; perte de l'usage des trois derniers doigts droits, scieur 22 ; ankylose rigide du médius, gêne des derniers doigts à droite, charretier 12 ; perte des trois derniers doigts, mécanicien 50 ; ankylose de la dernière articulation du médius et de l'annulaire droits, polisseur 8, boulanger 8 ; perte de deux phalanges de l'index et de la phalangette de l'annulaire, à gauche, menuisier 16 2/3 ; gêne légère de l'index, ankylose des trois articulations du médius 9. — OLLIVE et LE MEIGNEN proposent les chiffres suivants : pouce-index 40, 30 ; pouce-index-médius 40, 35 ; pouce-index-médius-annulaire 60, 45 ; index-médius 25, 20 ; index-médius-annulaire 35, 25 ; index-médius-annulaire-auriculaire 60, 45 ; médius-annulaire 12, 10 ; médius-auriculaire 10, 5 ; médius-annulaire-auriculaire 30, 25 ; annulaire-auriculaire 10, 5 ; les cinq doigts 70, 60.

Membre inférieur. — G. BROUARDEL : perte complète du membre, I 50 à 75 ; II 50 à 75 ; III 70 à 90 ; IV 50 à 75 ; grand raccourcissement (plus de 5 centimètres), I 25 à 35 ; II 20 à 30 ; III 45 à 60 ; IV 25 à 35 ; petit raccourcissement (moins de 5 centimètres), suivant le degré, I 0 à 25 ; II 0 à 20 III 0 à 45 ; IV 0 à 25.

Hanche. — Désarticulation, employé de chemin de fer
90. — G. BROUARDEL : ankylose complète, I 30 à 45 ;
II 30 à 45 ; III 60 à 80 ; IV 30 à 45 ; ankylose incomplète,
I 10 à 30 ; II 10 à 30 ; III 40 à 60 ; IV 10 à 30. — RÉMY :
désarticulation 75 ; ankylose en position rectiligne 37 1/2 ;
ankylose en position incurvée 30 ; raideur, angle de mobilité
conservée favorable (de la verticale à 45° en avant) 15 à 20 ;
raideur, angle défavorable 30 à 35 ; articulation folle 70 ;
luxation non réduite, avec conservation de la marche 33 ;
avec perte de la marche 33 à 70.

Cuisse. — Amputation au tiers supérieur, camionneur
75 ; au tiers inférieur, employé de chemin de fer 65 ; fracture du col du fémur, marche avec béquilles, homme d'équipe
60 ; fracture, raccourcissement, béquilles, bardeur 50 ; fracture, raccourcissement, couvreur 20 ; fracture, raccourcissement et déformation, changement de profession, couvreur 50 ;
fracture, raccourcissement, déménageur 13 1/3 ; atrophie
après fracture, aide-maçon 12, charretier 6 1/4, coltineur 2. —
RÉMY : amputation au-dessous du trochanter 60 ; au tiers
supérieur 50 ; au tiers inférieur 45 ; amputation intercondy-
lienne 37 1/2 ; déformation du col du fémur 30 à 75 ; de la
partie moyenne 5, avec incurvation marquée 18 ; raccourcissement de deux à trois centimètres 5, de trois à six centimètres 10 à 15 ; au-dessus de six centimètres 15 à 30 ; pseudarthrose 60 ; amyotrophie traumatique réflexe, totale 33 ;
de la partie antérieure 10.

Genou. — Ankylose du genou après fracture de la rotule,
homme de peine 55 ; gêne du genou, suite de fracture, manœuvre 12 ; gêne du genou, hydarthrose, charpentier 10,
tourneur 3 ; gêne du genou, arthrite, garçon de magasin 2 1/4.
— G. BROUARDEL : ankylose complète du genou, I 20 à 30 ;
II 20 à 30 ; III 40 à 60 ; IV 20 à 30 ; ankylose incomplète du
genou, suivant le degré, I 10 à 20 ; II 10 à 20 ; III 30 à 40 ;
IV 10 à 20. — RÉMY : désarticulation 37 1/2 ; ankylose en
position rectiligne 20 ; en position incurvée 15 ; raideur,
angle favorable (de la verticale à 25° ou 45° en arrière) 0 à 15 ;
raideur, angle défavorable 10 à 20 ; déformation, exostoses
sans lésions intra-articulaires 0 à 10 ; déformation, lésions

intra-articulaires, à évaluer comme pour l'ankylose ; articulation folle 30 à 40.

Jambe. — Amputation, garde-frein 75, terrassier 72, 70, scieur de long 70, 83 1/3, mineur 62 ; raccourcissement et atrophie musculaire, suite de fracture, homme de peine 24, charretier 14, serrurier 12, cocher 11, maçon 9, mosaïste 5 ; fracture bi-malléolaire, gêne dans la marche, maçon 56 ; fracture bi-malléolaire double, gêne, charretier 55 ; fracture bi-malléolaire, mécanicien 15 ; raccourcissement après fracture, avec atrophie, maçon 45, journalier 35, charpentier 25 ; léger raccourcissement ou déformation légère après fracture, homme de peine 4, menuisier 11, charretier 8, mosaïste 5. — G. BROUARDEL : perte du membre au-dessous du genou, I 50 à 70 ; II 50 à 70 ; III 60 à 80 ; IV 50 à 70. — RÉMY : amputation au tiers supérieur 30 à 35 ; au tiers inférieur 25 à 35 ; amputation de Guyon 25 à 35 ; déformation à la partie moyenne, fracture de deux os, déviation de l'axe du membre, gêne dans les mouvements du cou-de-pied 18 à 35 ; raccourcissement de deux à trois centimètres 5 ; de trois à six centimètres 10 à 15 ; au-dessus de six centimètres 15 à 30 ; pseudarthrose du tibia 25 à 35 ; pseudarthrose de la rotule avec amyotrophie et conservation des mouvements 10 ; amyotrophie traumatique réflexe, totale 30, de la partie antérieure 15.

Cou-de-Pied. — Raideur tibio-tarsienne, aide-plombier 26 2/3 ; gêne de l'articulation, terrassier 7 1/2, maçon 6 ; entorse du pied (curable), camionneur 6. — G. BROUARDEL : ankylose complète, I 10 à 25 ; II 10 à 25 ; III 40 à 60 ; IV 10 à 25 ; ankylose incomplète, suivant le degré, I 0 à 10 ; II 0 à 10 ; III 30 à 40 ; IV 0 à 10. — RÉMY : ankylose, position à angle droit 5 ; mauvaise position 5 à 30 ; raideur, angle favorable (15° de chaque côté de la position à angle droit) 0 à 10 ; angle défavorable, pieds bots traumatiques 5 à 25.

Pied, Orteils. — Amputation d'un pied, manœuvre 50 ; amputation du gros orteil 10 ; perte d'une phalange du gros orteil, charretier 3 ; homme de peine 3 ; perte d'une phalange du troisième orteil 0 ; fracture du calcanéum, consolidation vicieuse, couvreur 10 ; fracture de métatarsiens, consolidation vicieuse, cimentier 10 ; gêne lég re. après fracture de l'astragale, ajusteur 3 1/2 ; gêne légère après fracture d'un métatarsien, terrassier 3. — G. BROUARDEL : perte du pied. I 40 à 60 ; II 40 à 60 ; III 60 à 80 ; IV 50 à 60 ; amputation de tous les orteils, I 25 à 35 ; II 20 à 30 ; III 40 à 60 ; IV 25 à 35 ; perte du gros orteil, I 15 à 20 ; II 10 à 20 ; III 20 à 40 ; IV 15 à 20. — RÉMY : désarticulation de Pirogoff ou sous-astragalienne 20 ; de Chopart 20 ; de Lisfranc 18 à 20 ; du premier métatarsien et de son orteil 15 ; du cinquième métatarsien et de son orteil 10 ; de tous les orteils 10 ; du gros orteil 8 ; de la phalange unguéale du gros orteil 4 ; du petit orteil 1 ; d'un autre orteil 1 ; d'une seule phalange d'un orteil autre que le premier 0 ; ankylose des orteils en position rectiligne 3, en mauvaise position 7 1/2 à 15 ; raideurs consécutives aux fractures du calcanéum et de l'astragale 15, avec perte du point d'appui et douleur 30 ; déformation du tarse 15 à 25 ; du métatarse 10 à 25.

AFFECTIONS DE L'APPAREIL RESPIRATOIRE D'ORIGINE TRAUMATIQUE

Larynx. — Le larynx peut être atteint, dans les accidents du travail, de contusions, de plaies et de brûlures. Il est assez bien protégé par la saillie du menton, aussi les traumatismes qui l'intéressent sont rares. On l'a vu, cependant, fracturé par un coup de cheval, le choc d'un timon de voiture, le passage d'une roue de voiture, le choc d'une planche tombée d'un échafaudage, la chute du sujet sur le bord d'une auge, d'une table, la constriction exercée par les vêtements entraînés par une machine. Dans les explosions, il se trouve parfois frappé par des objets projetés violemment. Les brûlures sont produites, soit par des sources de chaleur agissant de l'extérieur, soit par l'inhalation de vapeurs portées à une température élevée ou de vapeurs enflammées (alcool, éther).

Les lésions dont nous venons de parler sont graves par leurs suites (fractures, brûlures, inflammations consécutives aux plaies). Les sténoses qu'elles causent déterminent des troubles de la respiration et de la phonation. Le sujet peut rester impropre à tout travail, être gêné dans l'effort, ou privé de la parole. RÉMY a été consulté pour un cas d'écrasement du larynx par morsure de cheval. Le blessé, trachéotomisé, dut garder sa canule ; il pouvait parler s'il en bouchait l'orifice, mais ne pouvait respirer par les voies naturelles, le calibre de l'organe étant extrêmement rétréci (1).

Cet auteur indique les professions qui doivent demeurer interdites au blessé dans un cas semblable. Ce sont celles qui exigent l'intégrité de la voix : charretier, bouvier, cocher de fiacre, maçon, fumiste, charpentier, conducteur de travaux, employé d'omnibus, de tramways, de chemins de fer ; celles qui demandent des efforts considérables (les efforts modérés nécessitant seulement l'immobilisation de la colonne vertébrale et du thorax, sans obliger le sujet à contracter les muscles de l'abdomen et à fermer la glotte) : fort de la halle, bardeur, débardeur, frappeur, chaudronnier, charpentier, etc., celles qui exposent à l'inhalation de poussières : meunier, broyeur de roches ou de minerais, coupeur de poils, scieur de pierre, ravaleur, charbonnier, nacrier, etc., ou à l'inspiration d'air très chaud ou très froid : chauffeur de four ou de machine, conducteur de train ou d'automobile. D'autre part, la profession exercée par la victime ne doit pas l'éloigner du lieu où elle peut faire surveiller et réparer son tube trachéal.

Telles sont les questions qu'il faut envisager avant d'établir l'évaluation de l'incapacité permanente du trachéotomisé. Dans le cas qu'il a publié, RÉMY estima la diminution de salaire à 75 ou 80 pour 100, chiffre qui fut accepté par l'expert, M. MONOD. Le tribunal majora cette évaluation, la portant à 99 pour 100.

Poumons et plèvre. — Nous omettrons les affections traumatiques des poumons et celles de la plèvre qui ne prêtent pas à discussion, comme les plaies pénétrantes et leurs complications ; elles sont étudiées dans tous les ouvrages classiques avec des développements suffisants. Les maladies traumatiques qui doivent nous occuper : *contusion des poumons,*

---

(1) RÉMY : Écrasement du larynx par morsure de cheval, etc. *Recueil spécial des acc. du tr.*, juillet 1905, p 146.

pneumonie, broncho-pneumonie, gangrène pulmonaire, tuberculose pulmonaire, pleurésie séro-fibrineuse, pleurésie purulente, épanchement chyleux de la plèvre, ne présentent pas, au point de vue clinique, de particularités assez nombreuses pour que nous insistions sur leur symptomatologie et leur diagnostic. L'étiologie et le diagnostic étiologique, seulement, qui sont souvent négligés par les traités, et qui ont été l'objet de travaux récents, nous retiendront.

Contusion du poumon. — Les traumatismes graves du thorax peuvent produire des contusions des poumons, qui se caractérisent par la déchirure plus ou moins étendue du parenchyme pulmonaire, l'extravasation du sang, des ecchymoses pleurales et s'accompagnent parfois d'hémopneumothorax, d'emphysème sous-cutané. Ces lésions coïncident souvent avec des lésions du squelette (fractures de côtes ou du sternum), mais celles-ci peuvent manquer, particulièrement chez les jeunes sujets. La déchirure du poumon se manifeste par des hémoptysies ordinairement immédiates et qui se répètent les jours suivants, plus ou moins abondantes, foudroyantes quelquefois, par une douleur, qui peut aller jusqu'à la syncope, et de la dyspnée. Dans les cas graves on entend, à l'auscultation, les signes physiques des cavernes.

GOSSELIN, qui a été le premier à faire une étude complète de cette lésion, admettait qu'elle se produit quand le poumon est comprimé au moment de l'effort, alors que la glotte est fermée. D'après DIONIS DU SÉJOUR, cette condition n'est même pas nécessaire (1). La rupture du parenchyme est facilitée par les lésions chroniques dont il est atteint : sclérose, emphysème, tuberculose, adhérences pleurales.

Le diagnostic est difficile dans certains cas, en raison de l'absence de toute lésion thoracique, de l'absence d'hémoptysie. L'hémoptysie, d'autre part, est quelquefois tardive, survenant après vingt-quatre heures et même le sixième jour.

La contusion du thorax peut avoir sur des lésions pulmonaires antérieures un autre effet que la production d'une

---

(1) DIONIS DU SÉJOUR : Contribution à l'étude des contusions profondes du thorax. Les déchirures pulmonaires en dehors des fractures de côtes. Thèse de Paris, 1901-1902.

déchirure. Elle active les lésions tuberculeuses, comme nous le verrons plus loin. On l'a vu aggraver un emphysème : THOINOT a observé, chez un maçon atteint de fracture du sternum et de plusieurs côtes, une aggravation considérable d'un emphysème qui jusque-là permettait un travail pénible (1).

Pneumonie traumatique par contusion (2).— Le traumatisme doit être considéré comme la cause d'une pneumonie qui le suit dans deux cas : lorsque le poumon a été directement atteint par l'instrument vulnérant, et lorsque le poumon a été contus par un choc portant sur le thorax. Ces deux sortes de pneumonie traumatique ont été observées autrefois par LIEUTAUD, PORTAL, LERMINIER et ANDRAL, étudiées ensuite par GRISOLLE, BOYER, GOSSELIN, LEGOUEST (thèse 1845), BÉHIER, COURTOIS (thèse 1873), CAHEN (thèse 1879), PROUST (thèse 1884). LITTEN (1882) et les auteurs contemporains distinguent et étudient séparément les deux sortes de pneumonie dont nous venons d'indiquer l'origine : la pneumonie traumatique proprement dite et la pneumonie contusive. La première est rare, elle ne constitue qu'exceptionnellement un accident du travail et sa cause est évidente. Aussi ne nous occuperons-nous que de la seconde. LITTEN, sur 320 cas de pneumonie, a trouvé 14 fois la pneumonie contusive, soit dans 4,4 pour 100 des cas. PROUST, pour 100 traumatismes sérieux du thorax, compte 4,5 cas de pneumonie.

L'existence de la pneumonie traumatique est donc hors de doute. La réalité du rapport de cause à effet que l'on admet

---

(1) L'existence de l'*hémoptysie par effort* n'est pas admise par les auteurs récents, THIEM, BORRI, STERN, OLLIVE et LE MEIGNEN. Cependant un effort violent est capable de déterminer une hémoptysie dans un poumon tuberculeux, et, par conséquent, d'aggraver la maladie. On admettrait donc la réalité de l'accident, si l'effort incriminé paraissait dépasser notablement la moyenne de ceux qui sont exigés habituellement par la profession. (OLLIVE et LE MEIGNEN.)

(2) Publications récentes : ouvrages cités de BECKER, THOINOT, OLLIVE et LE MEIGNEN ; — PÉZERAT : La pneumonie traumatique, *Gaz. heb.*, 31 juillet 1898, p. 721, et Th. LYON, 1897-1898 ; — THOINOT, *Ann. d'hyg. pub. et de méd. lég.*, 1898 ; — SOUQUES : La pneumonie contusive, *La Presse méd.*, 3 mars 1900, p. 109 ; — LESCUDÉ : Pneumonie par contusion, Th. de Paris, 1897-1898 ; — URMÈS : De la pneumonie traumatique, Th. Nancy, 1900-1901.

entre la contusion, accompagnée ou non de fracture de côtes, et la pneumonie est établie par de nombreuses observations. C'est un manœuvre qui, en poussant un chariot, tombe sur un tas de crasse de houille (URMÈS) ; c'est un cocher précipité de son siège par le choc d'une voiture contre la sienne (THOINOT) ; c'est un soldat projeté sur le sol par l'explosion prématurée d'une mine (TUBENTHAL) ; un charpentier tombé d'un échafaudage (PROUST) ; un serrurier tombé d'une échelle (STURDZA) ; un maçon qui reçoit sur la région dorsale une pierre tombant de la hauteur de quatre mètres (URMÈS) ; un menuisier atteint par la chute d'une persienne sur la partie antérieure de la poitrine (BÉHIER) ; un terrassier heurté sur le thorax, en arrière, par un mandrin en bois porté à bras d'hommes (MONGOUR) ; un maçon heurté par une marche d'escalier en granit, que le camarade qui la lui passait a laissé échapper (COURTOIS) ; un ouvrier atteint par le choc d'une solive en fer (BROUARDEL et VIBERT) ; un charretier contusionné par un brancard ; un charretier tamponné entre un wagon de carrière vide et un monceau de matériaux (PROUST); un homme travaillant sur un bateau et renversé sur l'angle saillant d'une poutre (LAPIERRE) ; un homme d'équipe, employé au transport d'un énorme drain avec deux camarades qui lâchent brusquement, pendant quelques secondes, leur fardeau, lequel repose alors uniquement sur l'épaule du blessé (URMÈS). Dans d'autres cas une chute dans un escalier, le passage d'une roue de voiture sont responsables de la pneumonie traumatique.

Dans tous les cas précédents c'est le thorax qui a été frappé. La pneumonie siégeait du côté atteint, et, presque toujours, au niveau de la région contusionnée. Il arrive parfois, cependant, qu'une partie du poumon assez distante du point traumatisé devient le siège de la pneumonie. Dans quelques cas on a trouvé une pneumonie double, et très rarement l'affection s'est produite du côté opposé à la partie du thorax qui avait subi le choc. Assez souvent, un état général défectueux, le surmenage, l'alcoolisme, une tuberculose, une atteinte antérieure de pneumonie ont paru avoir créé chez le malade une prédisposition.

On s'explique très bien que le traumatisme puisse déter-

miner l'apparition d'une pneumonie lorsqu'on sait quelles
lésions (déchirure, extravasation sanguine) il produit dans
le parenchyme pulmonaire et qu'on connait l'existence du
pneumocoque dans les premières voies digestives et aériennes
de l'homme sain. Le sang épanché fournit un excellent milieu
de culture au pneumocoque ; les modifications circulatoires
produites par la contusion diminuent la résistance locale à
l'infection et, peut-être, la contusion des extrémités nerveuses cutanées a-t-elle une action réflexe défavorable sur
la nutrition du tissu pulmonaire. L'agent spécifique de la
pneumonie, le pneumocoque, a été trouvé dans des cas de
pneumonie traumatique par WEICHSELBAUM, Albert KOCH,
André PETIT, NETTER, MONGOUR, etc.

La pneumonie traumatique produit les mêmes lésionsque la
pneumonie lobaire fibrineuse commune. On l'a trouvée parfois formée de plusieurs noyaux séparés. Elle arrive assez souvent à l'hépatisation grise. Elle est très fréquemment accompagnée de lésions pleurales. Elle est suivie parfois de gangrène
pulmonaire et peut se compliquer d'inflammations diverses :
endocardite, péricardite, méningite, arthrite, néphrite.

La symptomatologie est celle de la pneumonie ordinaire.
Quelques particularités seulement peuvent la différencier :
son mode de début par des hémoptysies succédant au traumatisme, coïncidant avec une vive douleur thoracique et de
la dyspnée et suivies de l'établissement progressif, et même
parfois insidieux, des signes de l'inflammation pulmonaire
(mais l'hémoptysie n'est pas constante, elle peut ne survenir
que le second jour) ; l'absence assez fréquente du grand
frisson initial ; l'aspect de l'expectoration, qui est ordinairement striée de sang ; l'absence de l'herpès labial ; les caractères des bruits anormaux, qui sont moins typiques que dans
la pneumonie spontanée : mélange de râles crépitants et
muqueux, râles de bronchite surajoutés, signes des lésions
pleurales concomitantes, exsudat, épanchement, pneumothorax localisé se traduisant par un bruit hydroaérique ;
enfin, la défervescence, qui s'effectue en lysis et non par une
chute brusque indiquant la crise. La température est souvent
moins élevée que dans la forme habituelle, bien que les
troubles généraux soient graves. La pneumonie contusive

paraît être d'un pronostic assez sévère, quoiqu'elle ait passé jadis pour bénigne. La mortalité s'élève à 33 ou 35 0/0. Il est vrai qu'une forme, au moins, est très bénigne, la forme circonscrite, forme à foyer nettement localisé de STERN.

La pneumonie qui survient après un traumatisme peut être imputée à un accident du travail et donner lieu à une expertise. Le médecin appelé à examiner s'il y a un rapport de cause à effet entre le traumatisme et la pneumonie devra rechercher :

1º Si cette pneumonie n'est pas antérieure au traumatisme ; il existe, en effet, des cas où une pneumonie latente a déterminé une défaillance et causé une chute dans laquelle le thorax a été atteint (cas de BROUARDEL, cas de THOINOT) ; l'examen du sujet pratiqué aussitôt après la chute, l'étude des commémoratifs et, s'il y a lieu, l'autopsie permettant de trancher cette question ;

2º Si cette pneumonie a été réellement produite par le traumatisme ; il faut, pour que le rapport de cause à effet soit établi :

a) Que l'intervalle qui sépare l'accident du début de la maladie (marqué soit par un frisson, soit par des phénomènes généraux, soit par l'apparition des signes physiques, mais non par l'alitement du blessé qui peut être plus tardif), ait été court, n'ait pas excédé cinq à six jours ; un délai plus considérable, de l'avis des auteurs, ne permet pas d'affirmer l'origine traumatique de la pneumonie ; plus le début de cette maladie sera rapproché de l'accident, plus vraisemblable paraîtra la relation entre ces deux faits ;

b) Que la pneumonie siège du côté du thorax atteint, et, mais cette condition ne saurait être absolument exigée dans tous les cas, au niveau de la région frappée ; on déterminera le point contus, à l'aide des commémoratifs et par l'examen des lésions locales : ecchymose sous-cutanée, fractures de côtes ; mais ces lésions manquent assez souvent.

En cas d'autopsie, ces mêmes rapports de temps et de lieu seront étudiés. De plus, on recherchera les lésions particulièrement favorables à l'hypothèse de pneumonie traumatique : ecchymose sous-cutanée, fracture de côte, et surtout ecchymose sous-pleurale, exsudat pleurétique au point traumatisé.

A côté des pneumonies traumatiques par contusion du thorax, on doit placer les pneumonies consécutives à un traumatisme d'une région éloignée. Elles suivent soit un traumatisme du pneumogastrique, soit un traumatisme portant sur les centres cérébraux, soit une commotion générale. L'influence du pneumogastrique sur la nutrition pulmonaire et la prédisposition à l'infection pulmonaire créée par la section de ce nerf sont prouvées par l'expérimentation ; il en est de même de l'action des centres cérébraux qui sont en rapport avec la dixième paire et de l'effet analogue produit par leur destruction (1). Des faits, qu'expliqueront les constatations de cet ordre, peuvent se trouver réalisés en clinique. Dans ce cas, « le médecin aura pour se guider : l'apparition précoce de troubles respiratoires ou cardiaques indiquant une lésion du pneumogastrique ou des centres cérébraux, la date de début de l'affection pulmonaire, la localisation de cette affection ». (OLLIVE et LE MEIGNEN.)

On a vu une pneumonie provoquée par une commotion générale, comme une chute sur le sacrum. Ce fait peut être rapporté, comme les précédents, à une influence du système nerveux. En présence d'un cas analogue on basera son opinion sur l'état de santé antérieur de la victime, sur l'intensité de la commotion, sur la rapidité avec laquelle est survenue l'affection pulmonaire. Cette étiologie a été admise dans un cas de RAFFAELE.

Enfin, la pneumonie peut suivre un refroidissement brusque (chute dans l'eau), une insolation, des brûlures, surtout certaines brûlures plus étendues en surface qu'en profondeur. Pour faire admettre le rapport causal on devra établir : que le début de la pneumonie a suivi de très près l'accident (à intervalle de quelques heures).

Bronchite traumatique. — Les contusions du thorax produisent quelquefois des bronchites, qui passent inaperçues à cause de l'importance des phénomènes douloureux causés par le traumatisme.

---

(1) MEUNIER : Du rôle du système nerveux dans l'infection de l'appareil broncho-pulmonaire, Th. Paris, 1896-1897.

Broncho-pneumonie traumatique **(1).** — Dans des conditions identiques à celles qui favorisent l'apparition de la pneumonie peut se produire une broncho-pneumonie. Ce serait même le cas le plus fréquent pour G. ROSENTHAL qui fait remarquer que, dans beaucoup de cas, les symptômes de l'affection dite pneumonie traumatique s'éloignent du tableau clinique typique de la pneumonie lobaire pour se rapprocher de celui de la broncho-pneumonie. En fait, cet auteur a trouvé, dans un cas, l'association de l'entérocoque de THIERCELIN et du cocco-bacille hémophile. LANDAU rapporte également un fait où l'on ne vit que des diplocoques, et G. REYNAUD un cas où l'on constata la présence de pneumocoques, de diplocoques encapsulés, de staphylocoques et de cocci.

La broncho-pneumonie traumatique se caractérise par la diffusion des râles, leur caractère variable, une expectoration sanguinolente, puis mucopurulente et enfin muqueuse, jamais visqueuse, une fièvre irrégulière ne dépassant pas 39°5, une défervescence en lysis, une formule bactériologique complexe, sa longue durée. Le pronostic en est assez sévère.

Ce que nous avons dit, précédemment, de l'expertise dans le cas de pneumonie est également vrai pour la broncho-pneumonie traumatique.

Gangrène pulmonaire traumatique. — Le terme de gangrène pulmonaire traumatique désigne la gangrène pulmonaire qui s'établit d'emblée à la suite d'un traumatisme du thorax, sans l'intervention d'une pneumonie. Le traumatisme est toujours très violent. Cete affection est assez rare. HANOT, FOURRIÈRE (thèse 1878), STERN en ont rapporté des observations. Le traumatisme est suivi d'une période apyrétique, pendant laquelle on ne remarque que les signes consécutifs à la contusion : douleur, gêne respiratoire, hémoptysie ou crachats hémoptoïques (non constants), signes physiques bronchitiques et pleurétiques, et qui

---

(1) G. ROSENTHAL : Les broncho-pneumonies. — A. FAURE : Quelques considérations sur la pneumonie et la broncho-pneumonie traumatiques, Th. Paris, 1903-1904.

dure dix à quinze jours, rarement trois ou quatre semaines
Puis surviennent un frisson, de la fièvre, l'altération de l'état
général, des crachats fétides, de couleur sale, contenant
parfois des lambeaux de tissu pulmonaire, les signes physiques du foyer gangréneux (râles crépitants et sous-crépi-
tants, quelquefois souffle, puis signes de caverne). La mort
a été la terminaison dans cinq cas sur six.

L'expert devra rattacher une gangrène pulmonaire à un
traumatisme lorsque seront réunies les conditions suivantes :
apparition des signes dans la deuxième semaine ou, au plus
tard, dans la quatrième semaine après le traumatisme ;
commémoratifs établissant la violence du choc reçu, à défaut
de lésions locales externes importantes ; localisation de
l'affection du côté atteint par le traumatisme ; existence des
signes de contusion pulmonaire dans les jours qui suivent
le traumatisme, mais cette dernière condition ne peut être
toujours exigée.

Tuberculose pulmonaire traumatique (1). — La tuberculose pulmonaire apparaît parfois chez des sujets qui
avaient jusque-là toutes les apparences de la santé, à la suite
d'un traumatisme, même assez léger, du thorax. TEISSIER,
DENUCÉ, LEBERT, CHAFFY, CHAUFFARD, POTAIN, JACCOUD,
QUÉHEN, VERNEUIL, MENDELSSOHN, FRANCHETTI ont publié
des cas de phtisie traumatique.

Les auteurs qui observèrent les premiers des faits de ce
genre, dans lesquels ils crurent devoir admettre un rapport
de cause à effet entre la contusion thoracique et l'affection
pulmonaire, pensèrent qu'une inflammation simple du
poumon, la pneumonie en particulier, avait précédé la

---

(1) Publications récentes : Ouvrages cités de BECKER, THOINOT, OLLIVE
et LE MEIGNEN ; — E. MOSNY : Le traumatisme, la tuberculose et la loi
sur les acc. du tr., *Ann. d'hyg. pub. et de méd. lég.*, 3e s., T. 48, 1902,
p. 47 et 97 ; La tuberculose traumatique et la loi sur les acc. du tr.,
La Presse méd., 6 sept. 1902, p. 855. — R. GILLET : Tuberculose pulmonaire
consécutive à un traumatisme thoracique, étude médico-légale, Th. Paris,
1902-1903 ; — G. HERVOUET : Traumatisme et tuberculose pulmonaire
au point de vue médico-légal, Th. Bordeaux, 1902-1903 ; — CHAIX : Les
tuberculoses latentes pulmonaires, Th. Paris, 1903-1904 ; — P. BALME :
Étude sur la fréquence de la tuberculose latente, Th. Lyon, 1904-1905 ;
— CASTUEIL : Le traumatisme thoracique et la tuberculose pulmonaire
devant l'étiologie, la prophylaxie et la loi, Th. Bordeaux, 1904-1905.

tuberculose et avait permis à cette infection de s'installer et de progresser dans le parenchyme pulmonaire.

Aujourd'hui, comme nous l'avons déjà indiqué à propos de la tuberculose osseuse, les notions qui paraissent établies sur les rapports du traumatisme et de la tuberculose, à la suite des recherches expérimentales de Lannelongue et Achard, Friedrich, Honsell, Petrow, ne permettent plus de croire que la tuberculose puisse être ensemencée directement dans le poumon, à la suite d'un traumatisme qui a modifié l'état de cet organe en une région localisée. Du moins, ce n'est que dans des circonstances exceptionnelles que les choses paraissent se passer ainsi.

Dans les cas ordinaires, la tuberculose qui se développe à la suite d'un traumatisme existait précédemment dans le tissu contus. La lésion était alors très circonscrite, presque inactive, latente et probablement curable. Les modifications subies par le poumon traumatisé lui ont permis de s'étendre de progresser, d'évoluer rapidement vers la caséification.

La fréquence des lésions tuberculeuses latentes est tout à fait en faveur de cette manière de voir. « Natalis Guillot, Brouardel, Letulle, Orth et Grawitz ont trouvé des lésions tuberculeuses extrêmement limitées, éteintes, cica-trisées, guéries, chez le tiers et même chez la moitié des sujets morts à un âge très avancé, ou qui avaient accidentellement succombé à des maladies autres que la tuberculose. M. Lere-fait, de Rouen, aurait même constamment trouvé ces lésions tuberculeuses dans plus de trois cents autopsies pratiquées chez des vieillards. Ces lésions sont bien réellement latentes puisque, pendant la vie, elles sont également méconnues des sujets qui les portent et des médecins qui les examinent. » (Mosny). Ces tuberculoses latentes, souvent, remontent à l'enfance et sont d'origine familiale ; d'autres ont débuté plus tard et sont, par exemple, d'origine conjugale.

La tuberculose traumatique doit donc être considérée comme une tuberculose latente aggravée. En faut-il conclure que l'accident qui la fait apparaître n'est que pour partie responsable des conséquences du traumatisme? Non, si l'on en croit la jurisprudence de certains tribunaux qui, dans des cas de ce genre, comme dans des cas de tuberculose osseuse, ont laissé de côté les antécédents du blessé pour ne tenir compte que de la capacité de travail antérieure et de la réduction qu'elle avait subie. C'est ainsi qu'un jugement du Tribunal civil de la Seine (4e chambre, 12 novembre 1901), confirmé par un arrêt de la Cour d'appel de Paris, a accordé à la veuve d'un blessé, qui avait succombé à une phtisie traumatique, la totalité de la rente à laquelle la loi lui donnait droit. De même, un jugement du Tribunal de Saint-Étienne (21 novembre 1901), a déclaré que l'indemnité doit être fixée sans avoir égard à la maladie antérieure de la victime.

Le traumatisme, en effet, dans les cas dont nous parlons, a causé à la victime un préjudice aussi important que celui qu'il aurait pu causer à un sujet sain en le rendant effectivement tuberculeux. Car « il ne s'agit pas ici d'infirmes, mais bien de sujets présentant toutes les apparences et jouissant de tous les attributs de la santé, capables d'exercer une profession même pénible en dépit de l'existence de lésions tuberculeuses, puisque ces lésions sont absolument latentes. Le traumatisme révélateur de pareilles lésions porte à l'individu qui le subit le préjudice le plus grave, puisque d'un sujet sinon sain, du moins bien portant et capable de travailler pour subvenir à ses besoins et à ceux de sa famille, il fait irrévocablement un malade, un infirme, désormais et définitivement incapable de tout travail prolongé, parfois même voué à une mort plus ou moins rapide. » (MOSNY).

D'autre part, le refus de certains tribunaux de prendre en considération l'état antérieur du blessé semble bien d'accord avec le principe du risque professionnel posé par la loi, et paraît s'inspirer du caractère transactionnel de cette loi.

Cependant, plusieurs tribunaux ont pris des décisions en sens contraire, attribuant une part de responsabilité à l'accident et une part à l'affection pulmonaire antérieure, alors même qu'elle était restée latente jusqu'au traumatisme. Dans un cas de tuberculose latente aggravée, la Cour de Paris (7e chambre, 22 mars 1902), a fixé au 1/5 du salaire la rente viagère qu'elle accordait au blessé, au lieu des deux tiers attribués d'ordinaire en cas d'incapacité permanente absolue. De même, la Cour d'Aix (2e chambre, 8 août 1902) a estimé la part de l'accident au tiers de la réduction de salaire subie par la victime.

La Cour de Rennes (16 janvier 1902) a eu à se prononcer sur un cas de tuberculose avérée ayant déterminé la mort à la suite d'un traumatisme. Elle réduisit les indemnités accordées à la veuve et aux enfants. Nous devons ajouter que, en ce qui concerne les cas de cette dernière catégorie, les médecins qui ont écrit sur ce sujet sont assez généralement d'accord pour accepter le partage des responsabilités. Cependant, comme la question n'est pas résolue, nous croyons que l'expert doit se contenter de fournir aux magistrats les indications qui peuvent être utiles pour se faire une opinion sur les causes de l'affection traumatique, sans fournir d'appréciation personnelle sur le départ des responsabilités.

L'expert recueillera tous les renseignements susceptibles de préciser l'état de santé du blessé antérieur à la maladie. Il examinera, d'après les données fournies par le certificat d'origine, si les signes observés après le traumatisme sont en faveur d'une tuberculose déjà en pleine évolution ou d'une simple contusion du poumon. Dans ce dernier cas, il recherchera si la succession des phénomènes qui se sont écoulés entre le traumatisme et le début de la tuberculose indiquent que celle-ci se rattache à celui-là.

La localisation bacillaire correspond, en général, au siège de la contusion. L'intervalle qui sépare le traumatisme de l'apparition des signes de tuberculose est ordinairement court. Ces signes sont parfois précédés, dans les premiers jours, des signes d'une pneumonie ou d'une broncho-pneumonie. Plus fréquemment, ils s'installent sans fracas, graduellement, dans les premières semaines. Il arrive aussi que les signes physiques et les phenomènes généraux ne se montrent qu'après plusieurs mois. Mais, alors, des hémoptysies répétées relient le début tardif de la phtisie à la contusion initiale. S'il s'est écoulé, entre le traumatisme et les premiers troubles respiratoires, une période plus longue que six semaines, pendant laquelle le blessé a semblé indemne de toute complication pulmonaire, on doit émettre des doutes sur l'origine traumatique de la maladie, ou même en nier la possibilité.

Pneumothorax, hémothorax, pleurésie sèche. — Le pneumothorax traumatique peut être causé soit par une fracture de côte, soit par une déchirure du poumon. Il se complique ordinairement d'hémothorax. Le diagnostic entre ce pneumothorax et celui des tuberculeux, des emphysémateux est, le plus souvent, facile à établir d'après les signes observés et les antécédents du malade. Le pneumothorax *par effort*, en dehors de toute lésion pulmonaire, se produit quelquefois chez les sujets jeunes (GAILLARD). Il devrait être considéré comme résultant d'un accident du travail, si les commémoratifs démontraient que le blessé a été obligé par son travail à faire un effort anormal.

La pleurésie sèche circonscrite suit, fréquemment, les contusions du thorax. Elle peut laisser des adhérences assez étendues pour produire un certain degré d'incapacité permanente. La mensuration du thorax, l'examen des mouvements du diaphragme, la radiographie permettent, dans ce cas, de les reconnaître.

Pleurésie séro-fibrineuse traumatique, pleurésie tuberculeuse (1). — La pleurésie séro-fibrineuse traumatique n'existe guère en dehors de la pneumonie et de la tuberculose. Elle a été observée par LUSTIG, ISRAEL, ELTEN, POULTON. Les recherches de CHAUFFARD, HERBERT, MOSNY, BARJON et LESIEUR, etc., ont démontré que la pleurésie séro-fibrineuse typique qui suit les contusions du thorax est très souvent d'origine tuberculeuse. « Toute pleurésie séro-fibrineuse, dit MOSNY, qui, aussi bien chez un tuberculeux que chez un sujet préalablement indemne de toute manifestation tuberculeuse, survient à la suite d'un traumatisme du thorax, simple, sans plaie extérieure, accompagné ou non de fracture de côtes, doit toujours être considérée comme une manifestation secondaire ou primitive d'une tuberculose

---

(1) CHAUFFARD, *La Semaine méd.*, 1896 ; — HERBERT ; Pathogénie des pleurésies traumatiques, Th. Paris. 1896-1897 ; — STURDZA : De la pleurésie traumatique, Th. Paris, 1896-1897 ; — HUGUES : Tuberculose traumatique de la plèvre, Th. Lyon, 1901-1902 ; — CHAVASTELON : De la nature tuberculeuse des pleurésies séro-fibrineuses d'origine traumatique, Th. Paris, 1901-1902 ; — J. BOVÉ : Contribution à l'étude de la pleurésie traumatique non purulente, Th. Lyon, 1904-1905.

pulmonaire, préexistante toujours, réveillée et parfois révélée par l'intervention fortuite de ce traumatisme. »

On a vu survenir cette pleurésie après une chute sous un tonneau, le choc du thorax sur une brouette, sur une roue de voiture, une chute de voiture, chez un maçon enseveli sous un éboulement, etc. Elle ne diffère en rien de la pleurésie séro-fibrineuse, dite *a frigore*. Elle apparaît quelques jours après le traumatisme, du côté où a porté le choc. Le début est rarement insidieux. L'épanchement est souvent considérable. On le trouve quelquefois sanglant. Cet épanchement ne rétrocède d'ordinaire qu'après plusieurs ponctions. Néanmoins il est, en général, bénin. Dans quelques cas, seulement, on l'a vu précéder une tuberculose pulmonaire subaiguë.

La conduite de l'expertise, dans un cas de ce genre, ne comporte rien qui doive être ajouté à ce que nous avons dit précédemment à propos de la tuberculose.

Pleurésie purulente. — Consécutive à une plaie pénétrante, à une pneumonie, à une gangrène pulmonaire, à une pleurésie séreuse, la pleurésie purulente traumatique ne présenterait de difficulté de diagnostic que si la lésion initiale avait passé inaperçue. Dans ce cas on serait réduit à ne rien affirmer.

Chylothorax (1). — Cette affection est produite par la rupture du canal thoracique et l'issue, dans la plèvre, du chyle, que l'on peut reconnaître à la ponction. Elle est rare. L'épanchement siège ordinairement à droite, il est abondant, il se renouvelle rapidement après évacuation, mais guérit cependant assez facilement. Le chylothorax est causé par un traumatisme violent du thorax, avec fracture de côtes et de vertèbres : passage d'un wagonnet chargé de charbon, tamponnement entre un wagonnet et un mur, compression de la poitrine opérée par un volant en mouvement, passage d'une roue de voiture, etc.

---

(1) F. MUNCH : Le chylothorax traumatique, *La Semaine méd.*, 10 août 1904, p. 249 ; — E. BOURGUET : Contribution à l'étude des épanchements chyleux de la cavité pleurale, Th. Paris, 1904-1905.

Evaluation des incapacités permanentes produites par les affections traumatiques des poumons et de la plèvre. — Les affections des poumons et de la plèvre déterminent soit une incapacité temporaire, soit la mort, soit une incapacité permanente absolue, soit enfin une incapacité permanente partielle. Les décisions de la jurisprudence concernant des faits de ce genre sont encore assez rares. Nous en avons déjà indiqué quelques-unes à propos de la tuberculose pulmonaire. La Cour d'appel de Montpellier, dans un cas de pleurite entraînant une gêne persistante de la respiration, a estimé à 45 0/0 la réduction du salaire.

OLLIVE et LE MEIGNEN évaluent à 50 0/0 dans les professions manuelles et à 25 0/0 chez un employé de bureau, l'incapacité persistant après une tuberculose pulmonaire guérie. Ils comptent de 0 à 60 0/0, suivant les symptômes et la profession, l'incapacité laissée par les suites d'une pleurésie tuberculeuse ; de 8 à 10 0/0 dans une profession demandant peu d'efforts, de 30 à 40 0/0 dans un métier pénible, l'incapacité causée par des adhérences pleurales consécutives à une pleurésie sèche. Les névralgies intercostales peuvent être estimées : légères à 10 0/0, très vives jusqu'à 35 et même 50 0/0.

AFFECTIONS DE L'APPAREIL CIRCULATOIRE D'ORIGINE TRAUMATIQUE

Péricardite. — Nous n'avons pas à parler ici de l'hémopéricarde, du pneumopéricarde ni des complications péricardiques des plaies pénétrantes de poitrine et des fractures du sternum ou des côtes. L'origine traumatique de ces affections est évidente. Mais la contusion du thorax peut en déterminer d'autres qui sont susceptibles de prêter à discussion. En effet, un choc violent sur la région précordiale produit parfois, même sans lésions apparentes de la paroi, une péricardite. Tous les auteurs l'admettent et l'on trouve quelques observations de faits de ce genre, rares, il est vrai. Il s'agit, presque toujours, d'une péricardite sèche, ou à épanchement peu abondant. Elle est assez souvent suivie de symphyse partielle ou totale de la séreuse. On peut observer, aussi, la péricardite purulente et la péricardite tuberculeuse. Le début est ordinairement précoce ; il a lieu dans les quinze jours ou les trois semaines qui suivent l'accident.

Pour se prononcer sur l'étiologie d'un cas de péricardite découverte après un traumatisme, il faut : 1º rechercher si rien dans l'état antérieur du blessé ne permet de croire que la péricardite existât avant l'accident ; 2º examiner si l'apparition des symptômes de l'affection se rattache à la contusion thoracique par une suite ininterrompue de troubles fonctionnels d'origine cardiaque ou de signes locaux : douleur, gêne précordiale.

Myocardite (1). — Le traumatisme a été considéré comme la cause de certaines myocardites chroniques par MENDELSSOHN, HEIDENHAIN, HOCHHAUS, ROSE, etc. Un choc sur le thorax, en effet, peut déterminer une déchirure du myocarde et entraîner la mort. Il n'est pas douteux qu'une lésion, insuffisante pour amener cette terminaison, ne soit susceptible de créer dans le myocarde un foyer de sclé rose. POTAIN, dans ses cliniques de la Charité, a accepté cette manière de voir et indiqué qu'il est possible d'expliquer la formation de la myocardite chronique à la suite d'un traumatisme, soit par les altérations des fibres musculaires, soit par les lésions des vaisseaux, qu'a produites la contusion. THOINOT admet, en outre, qu'une plaque fibreuse ainsi constituée peut devenir un anévrysme du cœur. Une sclérose, consécutive à un coup de pied de cheval, à un coup de revers de maillet, localisée à l'infundibulum, a donné lieu à un rétrécissement pulmonaire (2).

La contusion du thorax qui donne naissance à une myocardite chronique est violente, mais elle ne produit pas nécessairement des lésions bien apparentes de la paroi. Elle porte, ordinairement, sur la région précordiale ; cependant on a

---

(1) P. ROMME : Le rôle du traumatisme dans l'étiologie des affections organiques du cœur, *Gaz. hebd. de méd. et de chir.*, 19 octobre 1895, p. 493. — A. DUFOUR : Rôle du traumatisme dans les affections organiques du cœur, Th. Lyon, 1899-1900.

(2) L. LANDOUARÉ : Le rôle du traumatisme dans l'étiologie du rétrécissement pulmonaire acquis, Th. Paris, 1899-1900.

incriminé, dans un cas, une chute sur le dos. La douleur est vive et persistante ; la dyspnée, l'arythmie, l'affaiblissement du choc de la pointe apparaissent rapidement; la matité cardiaque augmente ; l'asystolie survient, soit au bout de quelques semaines, soit après une évolution lente et progressive

On relèvera, en faveur de l'origine traumatique de l'affection : la violence de la contusion, sa localisation à la région précordiale, l'intensité de la douleur consécutive, sa persistance, la tendance à la syncope, l'angoisse, dans les jours qui ont suivi l'accident, l'apparition rapide des signes d'asystolie, l'absence d'intoxication et d'infection et l'absence de troubles cardiaques dans les antécédents du malade. Si aucun examen du cœur n'a été pratiqué chez la victime dans les mois qui ont précédé le traumatisme, et si les commémoratifs ne permettent pas d'affirmer l'intégrité de cet organe au moment où s'est produit l'accident, on devra rester dans le doute. Dans le cas où il est démontré que le traumatisme a eu pour effet d'aggraver une lésion préexistante, le médecin exposera son opinion sur les causes des phénomènes pathologiques observés, en laissant au tribunal le soin d'apprécier quelle part de responsabilité l'accident doit supporter.

Endocardite. — Les déchirures, les contusions, les décollements de l'endocarde, les hémorragies sous-séreuses que produit un traumatisme du thorax, peuvent être le point de départ d'inflammations aiguës ou chroniques plus ou moins étendues. Hermann BIGGS, VON LEYDEN, HEIDENHAIN, STERN, LITTEN (1) ont apporté des exemples d'endocardite traumatique. L'affection est aiguë et ressemble soit à l'endocardite rhumatismale, soit à l'endocardite infectieuse septique, ou chronique, et, alors, n'apparaît qu'un laps de temps plus ou moins long après le traumatisme. Dans ce dernier cas, toutefois, un intervalle de deux ou trois mois, seulement, entre l'accident et l'apparition des premiers signes, permettra d'affirmer l'origine traumatique de l'affection.

Ces lésions produites par le traumatisme aboutissent soit

---

(1) LITTEN : Communication à la Société de Médecine interne de Berlin, 17 et 31 mai 1897, *La Sem. Méd.*, 1897, p. 202 et 219.

rapidement à la mort, soit à la constitution d'une lésion orificielle ; insuffisance ou rétrécissement. Le plus fréquemment, c'est la mitrale qui est atteinte. Après le traumatisme, le blessé accuse une vive douleur dans la région précordiale avec irradiations vers l'épaule gauche, de l'angoisse, des palpitations ; il présente de la dyspnée, quelquefois des syncopes. Puis, apparaissent les signes physiques d'une lésion valvulaire.

Dans un cas de ce genre, lorsqu'un examen du cœur, pratiqué pour une raison quelconque peu de temps avant l'accident, a établi que cet organe était sain, ou que l'auscultation faite immédiatement après n'a rien révélé, et qu'aucune maladie infectieuse n'est survenue depuis chez la victime, l'expert peut, sans hésitation, rapporter au traumatisme l'endocardite qui l'a suivi. Si l'examen du cœur n'a pas été fait, on doit se baser sur l'étude de l'état antérieur du blessé et sur les circonstances de l'accident pour déterminer la cause de la cardiopathie. Le sujet était-il employé à un travail de force qu'il exécutait sans peine, sans troubles respiratoires ; avait-il l'aspect extérieur de la santé ; était-il resté jusque-là indemne de toute infection ; les troubles cardiaques ont-ils apparu rapidement après l'accident ? Il y a de grandes probabilités en faveur d'une endocardite traumatique.

Ruptures valvulaires (1). — Un traumatisme violent du thorax portant sur la région précordiale, accompagné ou non de fracture de côte, cause quelquefois la rupture d'un appareil valvulaire. Les observations de faits de ce genre sont, actuellement, assez nombreuses. Les expériences de BARIÉ, sur le cadavre ; de DUFOUR, sur le chien ; les travaux de DUROZIEZ, HEIDENHAIN, STERN, etc., mettent hors de doute l'existence des insuffisances valvulaires par rupture traumatique des valvules ou des cordages tendineux.

D'autre part, l'effort a été incriminé dans plusieurs cas. Dans quelques-uns, il est vrai, des lésions antérieures avaient

(1) DREYFUS : Ruptures valvulaires consécutives au traumatisme et à l'effort, Th. Paris, 1895-1896 — R. ROMME, *loc. cit.* — DE QUERVAIN : Des lésions valvulaires du cœur par effort, au point de vue des accidents du travail, *La Sem. Méd.*, 21 mai 1902, p. 163. — Ouvrages cités de GOLE-BIEWSK, THOINOT, OLLIVE et LE MEIGNEN.

peut-être diminué la solidité des parties rompues. La lésion s'est produite sous l'action d'un effort considérable : effort fait pour pousser une voiture sur une route en pente, pour soulever un lourd fardeau, un sac de blé, un énorme morceau de charbon, pour charger des paniers sur une voiture, pour déplacer un tonneau, pour monter rapidement dans les haubans, effort fait en ramant, en dressant un cheval, etc. DREYFUS a rassemblé 38 cas de ruptures par effort (valvules aortiques 24 cas, v. mitrale 12, v. tricuspide 2), et 34 cas de ruptures par contusion (v. aortiques 22, v. mitrale 10, v. tricuspide 1, v. pulmonaire 1).

Valvule mitrale (1). — La rupture traumatique des cordages tendineux de la valvule mitrale a été observée à la suite du heurt, sur la région précordiale, d'un brancard de voiture, d'un timon de charrette, de la manivelle d'un treuil, à la suite d'une chute, du choc d'un sac de ciment, de la compression sous un éboulement, d'un effort fait pour retenir un tonneau de six cents litres d'alcool, etc. On admet qu'elle a lieu lorsque la tension intra-cardiaque est le plus élevée, pendant la systole. Elle se manifeste immédiatement par une douleur subite, extrêmement violente, parfois syncopale, des irradiations douloureuses vers l'épaule gauche, ou vers le dos et les lombes, des palpitations, de l'angoisse, de la dyspnée, des suffocations, quelquefois une sensation particulière de déchirure d'un organe interne, la chute du blessé. Le pouls est rapide et petit. L'examen physique montre les signes caractéristiques de l'insuffisance mitrale, qui sont très marqués. Les bruits perçus à l'auscultation ont souvent un timbre particulier, ils sont piaulants. L'affection est grave ; elle peut mener rapidement à l'asystolie ; en tous cas, elle ne permet plus aucun effort.

Valvules sigmoïdes de l'aorte (2).— Les sigmoïdes ont pu se rompre par le fait d'un tamponnement par un wagon, d'un

---

(1) A. RIGAULT : Des ruptures traumatiques des piliers ou tendons de la valvule mitrale, Th. Paris, 1904-1905.

(2) DUFOUR : Des insuffisances aortiques d'origine traumatique, Th. Paris, 1897-1898. — DUPUIS : Contribution à l'étude des ruptures valvulaires de l'aorte, Th. Paris, 1900-1901.

coup de pied de cheval, d'une chute dans un escalier ou dans le fond d'une carrière, d'une chute de cheval, de la projection du sujet sur le plancher d'un navire, d'un effort pour soulever un lourd fardeau, etc. La rupture se produit, sans doute, au moment où la pression est le plus élevée dans l'aorte, c'est-à-dire pendant la diastole. La lésion est soit une désinsertion, soit une perforation, soit une fissure. Les mêmes troubles fonctionnels que nous avons notés à propos de la mitrale se produisent brusquement, et les signes physiques sont immédiatement manifestes. Le souffle est très intense ; on l'entend souvent à distance, le malade lui-même le perçoit. Rarement, les symptômes fonctionnels ont été peu marqués, alors que les signes physiques étaient évidents. Le pronostic est moins grave que celui de la rupture mitrale. Une compensation assez parfaite peut s'établir et permettre encore quelques travaux dans des conditions hygiéniques favorables. Cependant, la dyspnée d'effort occasionne une gêne considérable. Il survient parfois des douleurs rétro-sternales, des crises d'angine de poitrine, des accès de palpitations, et la mort subite est à redouter.

Valvule tricuspide et sigmoïdes pulmonaires. — DREYFUS cite trois cas de rupture de la tricuspide, dont un dû à un effort, et un cas de rupture des sigmoïdes pulmonaires.

Les remarques que nous avons faites au sujet des affections précédemment étudiées trouvent, encore ici, leur application. Si l'on a la notion exacte de l'état du cœur antérieur au traumatisme, basée sur un examen récent, la question de savoir si telle cardiopathie est d'origine traumatique est assez facile à résoudre. Lorsque cet examen fait défaut, on doit rechercher, dans l'histoire du malade, si le cœur était sain avant l'accident. On admettra qu'il l'était, quand on ne trouvera trace d'aucune infection, d'aucun trouble cardiaque dans les antécédents de la victime, et que celle-ci aura fourni, régulièrement et sans difficulté, un travail de force, pendant les mois précédents. Les caractères particuliers des signes physiques seront parfois instructifs. On se renseignera sur les circonstances dans lesquelles s'est produite la contusion du thorax ou sur la façon dont le malade a exécuté l'effort qui paraît avoir déterminé la lésion. Si cet effort n'est pas anormal, exceptionnel, il ne peut être considéré comme un accident du travail. On a pu voir, en effet, une insuffisance aortique se produire, à la suite d'un effort, alors que les valvules étaient altérées (1). Si, dans un cas de ce genre, l'effort n'avait pas dépassé ceux que nécessite le travail habituel de l'ouvrier, on ne serait pas en droit de conclure que l'affection est d'origine traumatique.

Des troubles de l'innervation cardiaque peuvent se produire sous l'influence de certaines lésions traumatiques : compression du bulbe, lésions des nerfs, compression des troncs nerveux dans des cicatrices. Mais ces faits sont rares.

L'expert sera appelé, dans certains cas, à s'occuper de lésions cardiaques anciennes aggravées par un traumatisme qui a causé une rupture valvulaire, une endocardite, ou par un effort, une émotion violente qui a entraîné l'asystolie. Ces cas posent la question, résolue en sens contraire, par les tribunaux, comme nous l'avons dit, du partage des responsabilités entre l'état antérieur et l'accident.

Aortite aiguë, anévrysme de l'aorte (2). — L'aortite aiguë peut être causée par une contusion du thorax. VIBERT rapporte le cas d'un charretier qui reçut un coup de pied de cheval sur la région précordiale, eut, au bout de dix jours, de l'oppression, des douleurs très violentes dans la poitrine, survenant par accès, des hémoptysies et qui mourut trente-cinq jours après l'accident.

Un certain nombre d'anévrysmes de l'aorte ont été attri-

---

(1) H. VAQUEZ et M. DIGNE : Insuffisance aortique traumatique survenue au cours d'un tabes fruste, *Soc. méd. des hôp.*, 30 déc. 1904, p. 1261.

(2) VIBERT : Affections cardio-aortiques et accidents du travail, *Ann. d'hyg. pub. et de méd. lég.*, 4ᵉ s., T. 3, mai 1905, p. 385. — P. MERKLEN et L. POULIOT : Anévrysme de la crosse de l'aorte d'origine traumatique, *Soc. méd. des hôp.*, 25 mars 1904, p. 315. — BOYER, *Lyon médical*, 10 juillet 1904. — R. ETLING : Contribution à l'étiologie de l'anévrysme de l'aorte, traumatisme, Th. Paris, 1904-1905. — G. BROUARDEL : Anévrysme d'origine traumatique révélé uniquement par la radioscopie, *Ann. d'hyg. pub. et de méd. lég.*, 1ᵉʳ avril 1905, p. 351.

bués au traumatisme, notamment des anévrysmes disséquants. La contusion du thorax fut produite par un tamponnement, le heurt d'un timon, un coup de pied de cheval, une chute, le choc d'une clef pesant 40 kilogrammes, avec laquelle le sujet serrait un écrou, le choc d'un crochet dont le sujet se servait pour charger du foin, etc. L'appréciation d'un cas de ce genre est difficile. L'anévrysme de l'aorte apparaît, en effet, le plus souvent sans cause traumatique et d'une façon assez obscure. Si la certitude ne peut être établie, on recherchera du moins les probabilités qui existent en faveur de l'origine accidentelle : intégrité de l'état de santé antérieur, violence du choc, siège de la contusion, troubles qui l'ont suivie, apparition, quelque temps après, des signes physiques de l'anévrysme. Dans quelques cas, c'est un effort qui est incriminé. On ne devra le considérer comme accident que s'il est anormal, exceptionnel.

Maladies des artères et des veines. — Nous croyons inutile de parler ici des lésions artérielles des membres que peut produire la contusion, l'écrasement : thromboses suivies de gangrène, anévrysmes, affections dont l'origine est longuement discutée dans les ouvrages classiques. Les phlébites n'offrent aucune difficulté. Les varices ne peuvent être regardées comme résultant d'un accident du travail. La Cour de Grenoble (19 décembre 1902) a décidé en ce sens. Mais une contusion, un effort violent sont susceptibles de produire une aggravation de l'affection, en créant un ulcère.

Évaluation des incapacités. — Une cardiopathie constitue toujours une incapacité permanente de travail. Pour en estimer le degré on tiendra compte à la fois de l'état du cœur, des nécessités de la profession du blessé et de son âge. La symphyse péricardique, une myocardite, une rupture des tendons de la mitrale, un anévrysme de l'aorte entraînent l'incapacité absolue. L'endocardite est moins grave ; la rupture des sigmoïdes de l'aorte est parfois assez bien compensée : on estimera ces affections de 50 à 75, de 75 à 100.

AFFECTIONS DES PAROIS ABDOMINALES ET DES VISCÈRES ABDOMINAUX D'ORIGINE TRAUMATIQUE

Hernies (1). — On distingue deux sortes de hernies traumatiques : la hernie *par contusion* et la hernie *par effort*. L'existence de la première n'est pas contestée. Une contusion localisée de la paroi abdominale crée une solution de continuité par où l'intestin passe sous les téguments, ou distend un anneau inguinal qui donne ainsi une issue à l'intestin, ou bien une contusion large, une compression de l'abdomen, chasse la masse intestinale dont une portion s'échappe par un orifice de la paroi : le rapport de cause à effet entre l'accident et la hernie n'est pas douteux.

En dehors des circonstances que nous venons d'indiquer, une hernie peut apparaître soit progressivement : c'est la hernie *de faiblesse*, soit brusquement, à l'occasion d'un effort : c'est la hernie *de force*. La hernie de faiblesse, alors même qu'elle se développe chez un ouvrier employé à un travail pénible, ne peut être regardée autrement que comme une maladie. C'est, tout au plus, une maladie professionnelle. La question de savoir si la hernie de force est un accident du travail a été discutée dans de nombreuses publications, dont nous avons indiqué ci-dessus les plus importantes.

Dans la grande majorité des cas la hernie ne se produit, à la suite d'un effort, que lorsqu'il existe une disposition anormale, une malformation congénitale cu acquise, de la paroi (canal péritonéo-vaginal, dilatation des anneaux, lipome pré-herniaire). La hernie se trouve donc réalisée à cause d'une prédisposition du sujet. Aussi certains auteurs (JABOULAY,

---

(1) Ouvrages cités de BECKER, GOLEBIEWSKI, OLLIVE et LE MEIGNEN, FORGUE et JEANBRAU. — DE QUERVAIN : La hernie de force, *La Sem.-méd.*, mars 1900, p. 57. — R. GODEAU : La hernie au point de vue médico.-légal dans les accidents du travail, Th. Lyon, 1901-1902. — LORIOT : Les hernies et la loi sur les accidents du travail, Th. Paris, 1901-1902. — Ch. RÉMY : Les hernies au point de vue de la loi sur les accidents du travail, *Rec. spéc. des acc. du tr.*, 3e année, janvier, février, mars, avril 1903, et 4e année, mai 1903. — J. DAGET : La hernie est-elle accident du travail? Th. Paris, 1904-1905.

Durand, etc.) nient-ils l'existence de la hernie de force. Pour eux, toute hernie est une hernie de faiblesse ; la hernie-accident, par conséquent, n'est pas possible. La Cour de Limoges (27 février 1901), se rangeant à cet avis, a déclaré que « la hernie ne constitue pas un accident du travail donnant droit à une indemnité au profit de l'ouvrier qui en est atteint ».

D'autres (Rémy, Ollive et Le Meignen, Forgue et Jeanbrau, etc., etc.) admettent l'influence manifeste de l'effort, acceptant le partage des responsabilités entre l'accident et l'anomalie préexistante, entre le chef d'entreprise et la victime. On retrouve cette doctrine dans certains jugements. Un arrêt de la Cour d'appel de Paris (8 février 1902), par exemple, a décidé que, si la victime est affectée de la prédisposition herniaire, le tribunal doit tenir compte dans l'appréciation de l'incapacité de la part due à l'accident et de celle imputable à l'état pathologique du blessé. On peut encore citer un arrêt analogue de la Cour de Chambéry (19 novembre 1900).

Mais, tout en reconnaissant le rôle de la prédisposition dans l'étiologie des hernies de force, on peut nier que la responsabilité de l'accident, lorsque l'accident est prouvé, doive être diminuée en raison de cette prédisposition. C'est ce qu'ont fait les tribunaux dans plusieurs occasions. La Cour de Lyon (22 mai 1902) indique que « la loi ne précise pas aux magistrats de rechercher si la victime d'un accident a des dispositions à contracter une hernie ». La Cour de Grenoble dit que « l'indemnité forfaitaire allouée par l'article 3 est uniquement réglée d'après le salaire de l'ouvrier et le degré de son incapacité de travail, abstraction faite de l'état de santé antérieur et de toute prédisposition naturelle à la maladie dont l'accident a amené la manifestation ». D'après le Tribunal civil de Valenciennes (20 décembre 1900), « le tribunal n'a pas à rechercher si par suite de sa constitution l'ouvrier avait ou non une prédisposition », et d'après celui de Chambéry (16 février 1901), « il importe peu que l'individu ait une prédisposition herniaire, du moment où la hernie n'a pas été amenée par l'évolution naturelle de cette prédisposition ». La Cour de cassation (octobre 1904) a pris une décision en ce sens. Ajoutons que cette jurisprudence est acceptée, en Allemagne, par l'Office Impérial des assurances.

Il suffit donc, pour qu'une hernie soit indemnisée, qu'elle ait le caractère d'un accident. L'élément qui lui donne ce caractère, c'est la qualité de l'effort qui la produit. Il faut que cet effort soit anormal, exceptionnel. C'est un effort violent, qui dépasse les efforts demandés quotidiennement à la victime par sa profession et qui s'impose brusquement (C. Paris, 8 février 1902 ; C. Lyon, 22 mai 1902 ; C. Amiens, 29 juin 1901 ; etc.). L'accident n'existe pas lorsque la hernie s'est produite pendant un travail n'exigeant qu'un effort ordinaire (Tr. civ. Bordeaux, 1re ch., 17 décembre 1900 ; C. Angers, 24 mai 1901 ; C. Nancy, 24 novembre 1901 ; C. de cassation, 8 juillet 1902 et 23 décembre 1903 ; etc.). Une seule décision n'estime pas absolument nécessaire que l'effort soit anormal ; c'est celle de la Cour de Rouen (14 décembre 1901) d'après laquelle « constitue l'accident professionnel la hernie qui s'est manifestée chez un ouvrier par le fait de son travail, alors même qu'il existerait chez l'ouvrier une prédisposition à la hernie, ce qu'il n'appartient pas au tribunal de rechercher, et celle-ci fût-elle survenue sans effort anormal ».

L'expert appelé à rechercher si telle hernie est une hernie de force, résultant d'un accident du travail, devra examiner :

1° Les antécédents du sujet : examens antérieurs au point de vue de la hernie, décision du conseil de revision, traces d'opérations abdominales, marques laissées par le port d'un bandage, façon de marcher du sujet, sa conduite en face des efforts à accomplir : prudence exagérée d'un hernieux ou insouciance d'un homme sain ;

2° Les circonstances de l'accident : nature du travail exécuté, position du blessé au moment de l'effort (la station debout avec les jambes écartées, les positions difficiles ont une action adjuvante), présence d'un fardeau sur ses bras ou ses épaules, nature de l'effort accompli (traction, pression), son intensité, sa durée, sa répétition ;

3° Les symptômes éprouvés par le blessé au moment de l'accident et constatés par le médecin qui a rédigé le certificat d'origine : douleur brusque dans la région où s'est produite la hernie, persistante, interdisant la continuation du travail, présence de la tumeur herniaire constatée aussitôt, souvent étranglement immédiat, interruption du travail dans les jours suivants ;

4° Les caractères de la hernie, qui ont quelques traits particuliers, dans le cas de hernie de force récente : petit volume (celui d'un citron au plus), unilatéralité (sauf exception), réductibilité, minceur du sac, anneau ou trajet herniaire peu dilaté, limité par des tissus résistants et élastiques, absence d'ectopie testiculaire, douleur pendant l'exploration.

Evaluation. — La production d'une hernie traumatique par contusion (choc d'une pierre sur le sternum ayant déterminé une fracture de cet os et une hernie épigastrique) a été considérée comme réduisant le salaire de 14,80 o/o (C. Limoges, 26 avril 1901). Dans un cas de hernie inguinale droite par effort la réduction a été estimée au 1/5 (Tr. Valenciennes, 20 décembre 1900), et dans un cas de hernie épigastrique au 1/6 (Tr. Chambéry, 16 février 1901). En général, les chiffres adoptés varient de 5 a 15 o/o. Pour OLLIVE et LE MEIGNEN, une hernie par large cicatrice ou une éventration méritent 50 à 60, une hernie épigastrique avec troubles réflexes de la digestion, neurasthénie, 30 à 50. RÉMY propose les chiffres suivants : hernie avec rupture musculaire par effort violent 10 à 20 ; hernie douloureuse 50 ; hernie par effort dilatant un orifice sans rupture musculaire ni tendineuse 10 à 20 ; cure radicale réussie 3 à 10 ; hernie irréductible après traumatisme 3 à 12 ; hernie préparée par prédisposition, son apparition à l'extérieur à la suite d'un accident o à 5 ; hernie préexistante augmentée de volume par effort, si elle était maintenue 3 à 10 ; si elle ne l'était pas o à 3.

Lorsque la hernie, après réduction, guérit spontanément et oblige seulement le sujet à porter un bandage par précaution, la demande d'indemnité est rejetée (C. Dijon, 2 juillet 1904). Elle l'est, également, lorsque l'ouvrier, à la suite d'une opération de cure radicale qu'il a subie avec succès, ne présente plus d'incapacité permanente (C. Nancy, 1re ch., 25 janvier 1905).

L'aggravation d'une hernie préexistante n'a constitué,

pour la Cour de Rennes (3 décembre 1900), qu'une incapacité temporaire. La récidive d'une hernie opérée pourrait être regardée comme d'origine traumatique, si elle avait été produite par un effort exceptionnellement violent.

Péritoine. — Les péritonites traumatiques sont soit des péritonites aiguës, généralisées ou circonscrites, consécutives ordinairement à une plaie pénétrante de l'abdomen, ou à une déchirure de l'estomac ou de l'intestin, mais survenant, cependant, en dehors des lésions de ce genre, à la suite d'une contusion, d'une compression de l'abdomen, et aussi d'un effort violent, soit des péritonites chroniques, localisées, évoluant lentement. — La péritonite aiguë, le plus souvent, entraîne la mort. L'autopsie permet alors d'en étudier la cause de près, au cas où l'examen clinique du malade n'a pas permis de se faire une opinion. L'expert doit se demander si l'infection de la séreuse a bien été produite par le traumatisme incriminé, ou si elle est due à une lésion viscérale, à une suppuration interne antérieure, et a été, simplement, découverte à l'occasion de l'accident. — Les inflammations chroniques laissent des lésions cicatricielles durables : adhérences, brides fibreuses, susceptibles de troubler profondément les fonctions digestives et de causer indéfiniment des douleurs, des coliques. Elles sont d'une appréciation plus difficile. On doit admettre que, dans les cas de cet ordre, les troubles apparaissent au plus tard dans les trois mois qui suivent l'accident. — La péritonite tuberculeuse est quelquefois causée par le traumatisme. Il existe plusieurs exemples de ce fait.

Estomac (1). — Une contusion de la région épigastrique peut produire une déchirure de l'estomac, suivie de péritonite généralisée ou d'abcès périgastrique avec fistule stomacale consécutive. On a vu la même lésion survenir par le fait d'une commotion générale, d'une chute sur les ischions, par exemple. Le traumatisme produit, d'autres fois, une déchirure partielle, une nécrobiose localisée, qui amène des com-

---

(1) THOINOT. — DUMÉNY : L'ulcère traumatique de l'estomac, Th. Paris, 1902-1903.

plications. Ces complications sont de deux ordres. La persistance d'une ulcération, entretenue par une sécrétion hyperacide, se manifeste sous la forme clinique de l'ulcère simple de l'estomac, avec ses douleurs, ses vomissements, ses hématémèses habituels. Ou bien la rétraction cicatricielle des tissus déforme l'estomac et, lorsqu'elle porte sur la région pylorique, crée une sténose grave par ses conséquences : troubles digestifs, douleurs, dénutrition. Cette même complication suit parfois les lésions de périgastrite. Lorsque l'eschare stomacale intéresse toute la muqueuse, au moment où elle tombe, elle détermine une péritonite tardive dont il ne faut pas méconnaître l'origine traumatique, bien qu'elle apparaisse parfois plusieurs semaines après l'accident.

Lorsque la muqueuse stomacale se trouve intéressée par le traumatisme, on observe, en plus des symptômes du choc abdominal, une hématémèse qui attire l'attention sur l'estomac. Cependant ce signe n'est pas absolument constant. — On doit penser à la simulation. STRUMPELL a pu la découvrir dans un cas d'hématémèse.

Intestin. — On a vu se produire, sous l'action du traumatisme, des déchirures partielles ou totales de la paroi intestinale (mœlena ou signes de péritonite par perforation suivant le cas), des ulcères du duodénum, des nécroses localisées (élimination de lambeaux sphacélés de la muqueuse, péritonite tardive), l'invagination avec expulsion du segment invaginé, la rupture de l'appendice, l'appendicite. Cette dernière complication survient de préférence lorsqu'il existe une lésion ancienne de l'appendice. Enfin des rétrécissements de l'intestin, avec leurs graves conséquences, résultent, dans certains cas, de la contusion de l'intestin. — La tuberculose anale a pu se développer sous l'influence d'un traumatisme.

Foie, Rate, Pancréas. — Un choc direct ou indirect est susceptible de déterminer une rupture du foie. Dans quelques cas la contusion du foie a été suivie d'une inflammation localisée, d'un abcès. Elle a produit, ailleurs, la rupture d'un kyste hydatique ; elle a déterminé une crise de colique hépatique. Enfin un ictère a quelquefois été provoqué par un accident.

La contusion de la rate cause parfois une splénite traumatique, caractérisée par de la douleur, une fièvre à type intermittent, avec des frissons ; on constate, en même temps, une tuméfaction du viscère.

Le traumatisme peut déterminer dans le pancréas l'affection connue sous le nom de pancréatite hémorragique, et, d'autre part, la formation, dans l'arrière-cavité des épiploons, de pseudo-kystes, dont le contenu renferme de l'amylase et de la trypsine. En outre, la contusion, en produisant l'épanchement, dans les tissus voisins, de suc pancréatique, amène des nécroses du tissu graisseux qui entraînent rapidement la mort, avec des phénomènes de péritonite suraiguë.

Organes génito-urinaires. — Un accident peut déterminer une néphrite suppurée, une néphrite aiguë, débutant par une hématurie et suivie d'une albuminurie persistant pendant plusieurs mois, une hydronéphrose due à l'oblitération de l'uretère par un caillot sanguin, par une sténose cicatricielle, par une compression ou flexion du canal par collection voisine, un épanchement péri-rénal, une néphroptose, une rupture de la vessie ou de l'urètre. Le traumatisme, enfin, produit quelquefois la lithiase rénale, d'après certains auteurs. — Le pronostic d'une néphrite traumatique doit être réservé. La lésion passe à l'état chronique et des altérations de l'autre rein diminuent encore la valeur de l'appareil excréteur. Ces altérations sont dues, d'après Castaigne et Rathery, à l'élimination par les épithéliums rénaux, des substances de désintégration du parenchyme détruit par la contusion (1).

Le traumatisme des bourses peut produire une hydrocèle, une hématocèle, une orchite aiguë, peut-être une orchite tuberculeuse, une luxation du testicule. L'orchite par effort, bien que certains auteurs en nient l'existence, semble devoir être considérée comme le résultat d'un accident du travail, si l'effort incriminé est anormal. Il en est de même pour ce qui concerne le prolapsus de l'utérus.

------

(1) C. Hédouin : Des néphrites bilatérales consécutives à des lésions traumatiques d'un seul rein, Th. Paris, 1904-1905.

Les affections traumatiques des viscères abdominaux, que nous venons d'énumérer rapidement, demandent l'application des mêmes règles que nous avons indiquées à propos des affections des poumons et du cœur. Leur étude symptomatique et étiologique est faite avec beaucoup de soin et de détails dans les récents traités de chirurgie. Il est donc inutile d'insister sur ce sujet.

*
* *

L'évaluation prendra pour base l'état du malade, son âge, les nécessités de sa profession. RÉMY propose les chiffres suivants : ulcère de l'estomac 10 à 100, foie mobile 0 à 20, rupture du foie suivie d'hépatite 10 à 50, rupture suivie d'adhérences péritonéales 10 à 50, rupture de la rate suivie d'adhérences 5 à 25, rupture suivie d'extirpation 15 à 35, perte d'un rein 50, rein mobile 0 à 50, sténose de l'urètre 5 à 15, perte d'un testicule 5, perte de deux testicules 20. On trouve dans la jurisprudence : pour une rupture de l'urètre, une réduction de salaire de 40 0/0 ; pour l'ablation d'un testicule, une réduction de 8 0/0.

AFFECTIONS DU SYSTÈME NERVEUX
D'ORIGINE TRAUMATIQUE

Symptômes nerveux. — Certains troubles nerveux sont fréquemment reproduits par les *simulateurs*. Ce sont des troubles de la sensibilité ou de la motilité : douleur, hyperesthésie, anesthésie, parésie, paralysie, tremblement, modifications des réflexes. Il importe de savoir en reconnaître l'origine. D'autre part, les troubles subjectifs : douleur, anesthésie, paralysie, peuvent être mis en doute par la partie adverse. On doit en démontrer la réalité. Nous indiquerons donc quelques moyens de dépister la simulation et de contrôler l'existence de certains symptômes, avant d'aborder l'étude des affections traumatiques du système nerveux (1).

---

(1) RÉMY : Diagnostic de la simulation, *Recueil spécial des acc. du tr.*, août 1902, p. 161.

Lorsque le sujet accuse une *douleur*, on dispose de plusieurs procédés pour vérifier ses affirmations. — On recherche le *signe de Mannkopf*. Ce signe consiste en une accélération du pouls, de 20 à 30 pulsations, qui se produit sous l'influence d'une sensation douloureuse : on compte les pulsations du sujet, puis on exerce au niveau du point prétendu douloureux, une pression ou toute autre manœuvre susceptible de provoquer la douleur ; si les pulsations deviennent plus rapides, la réalité de la sensation douloureuse est démontrée ; sinon, il est permis d'en douter ; cependant, le signe n'étant pas absolument constant, on ne peut pas toujours la nier. — On détermine une douleur dans une région éloignée de la région où le blessé localise ses souffrances ; en même temps, on explore celle-ci avec moins de brutalité. Si le sujet semble alors inattentif aux manœuvres pratiquées sur la région qu'il prétendait douloureuse, on peut soupçonner la simulation. — On trace au crayon dermographique la limite de la zone douloureuse, puis, les yeux du sujet étant fermés, on examine à plusieurs reprises l'état de la sensibilité ; si ses déclarations varient, se contredisent, c'est qu'il simule. — On renouvellera les examens en s'efforçant de distraire l'attention du malade, en massant la région qu'il déclare douloureuse, en lui demandant le récit de l'accident, en lui faisant prendre des positions variées : mains derrière le dos, decubitus sur le dos et sur le ventre, sur l'un et l'autre côté, etc. Sa lenteur à répondre, ses contradictions seront relevées et permettront de conclure à la simulation. — Les affections nerveuses douloureuses, d'après RUMPF, entraînent l'affaiblissement de l'excitabilité faradique et galvanique des nerfs moteurs. Si cet affaiblissement persiste alors que le malade a repris l'usage de son membre, c'est qu'il existe une névralgie traumatique.

L'hyperesthésie sera étudiée à l'aide des mêmes procédés. — On pourra, en outre, soumettre le blessé à l'exploration électrique, le surprendre par une manœuvre simulée, par exemple, en plaçant les rhéophores sur sa peau sans attacher les conducteurs, mais après avoir mis en marche le trembleur de la bobine. S'il manifeste de la douleur, c'est qu'il ment. — Lorsque l'hyperesthésie est réelle et qu'elle appartient à l'hystéro-traumatisme, elle se déplace sous l'influence de l'aimant.

Lorsque l'*anesthésie* au tact et à la douleur existe réellement, les réponses du sujet, alors qu'il a les yeux fermés pendant qu'on explore sa sensibilité, sont concordantes dans tous les examens successifs; le signe de Mannkopf, la dilatation de la pupille ne peuvent être obtenus par les manœuvres qui, habituellement, provoquent la douleur. Si l'on a affaire à un simulateur, les résultats sont opposés. — La simulation de l'anesthésie se reconnaîtra encore quand, après avoir placé les deux rhéophores d'une bobine à induction sur une région quelconque, on fera sournoisement arriver au contact de la zone prétendue insensible un des fils conducteurs et que le malade manifestera de la douleur. — La simulation apparaît aussi, lorsque, tout en piquant brutalement la région anesthésique, on touche une autre partie du corps et que le blessé, interrogé, dit n'avoir rien senti, parce que son attention a été tout entière prise par la sensation douloureuse. — S'il s'agit d'une hémianesthésie, on emploiera le procédé de MULLER. On place la pointe d'un doigt de chaque côté de la colonne vertébrale, en exerçant une certaine pression. Le simulateur perçoit deux contacts successifs, mais n'en déclare qu'un. Puis, lorsque les doigts sont en place, il ne perçoit plus qu'un seul contact, si l'écart ne dépasse pas cinq ou six centimètres. On retire lentement et doucement le doigt qui appuie sur le côté sensible ; le simulateur continue à percevoir un contact et l'avoue. — THIEM donne le moyen suivant : la zone d'anesthésie étant délimitée, on tire, avec une pointe mousse, un trait qui la traverse, en demandant au sujet d'indiquer le sens du trajet dessiné ; s'il déclare ne rien sentir, c'est qu'il craint de se compromettre ; s'il indique un autre trajet, ou le trajet contraire, c'est qu'il ment. — Pour explorer la sensibilité des doigts on fera placer au malade les mains derrière le dos, comme le recommande RÉMY, et on touchera l'extrémité des doigts avec un pinceau, en demandant au sujet de fermer le doigt touché. En exécutant rapidement cette manœuvre, si le blessé simule, on obtiendra, presque à coup sûr, la fermeture du doigt déclaré insensible. — En plaçant dans la main, tenue derrière le dos, une pièce de monnaie et en interrogeant le blessé on arrive aussi à lui faire donner des détails qu'il ne peut fournir qu'avec une sensibilité intacte.

L'affaiblissement musculaire s'accompagne, dans la plupart des cas, d'atrophie. On recherchera donc l'atrophie en prenant des mensurations exactes des membres. Il faut tenir compte, bien entendu, des différences qui existent normalement entre les deux membres supérieurs. Elles peuvent être de plusieurs centimètres dans certaines professions qui utilisent surtout le bras droit (le gauche chez les gauchers). Des deux membres inférieurs, lorsqu'ils ne sont pas égaux, c'est habituellement le gauche qui l'emporte. — La force musculaire sera appréciée à l'aide du dynamomètre. RÉMY conseille l'usage du dynamomètre cylindrique d'Ulman à aiguille invisible. Le sujet, qui donne tout son effort, amène des chiffres progressivement décroissants, le simulateur, des chiffres variables.

La *paralysie flasque*, lorsqu'elle est due à une lésion du neurone périphérique, est accompagnée de modifications de l'excitabilité électrique des nerfs (diminution de l'excitabilité galvanique et faradique) et des muscles (réaction de dégénérescence : perte de l'excitabilité faradique, excitabilité galvanique diminuée, augmentée ou pervertie). Ces signes manquent dans le cas de simulation. Ils font défaut, également, dans l'hystérie, mais alors d'autres signes de la névrose existent. — Une paralysie simulée peut encore être mise en évidence par le procédé suivant, de VON HOSSLEIN : on fait exécuter un mouvement au blessé en y opposant une certaine résistance ; si la paralysie est simulée, le mouvement n'apparaît pas ; si la paralysie est réelle, le cas d'hystérie excepté, le mouvement s'ébauche dès que la résistance cesse.

Les *contractures* sont dues à des lésions du squelette ou des parties molles, ou relèvent d'affections organiques du système nerveux central, ou encore sont d'origine hystérique. Si aucune cause de ce genre n'est manifeste, on suspectera le blessé de simulation.

Le *procédé de* FUCHS permettra de reconnaître les *trem-*

blements simulés des membres supérieurs. On demande au malade de tracer des lettres, le dessin de certains objets, avec le bout du doigt. Tandis qu'il est occupé à exécuter d'une main ces mouvements, le simulateur laisse s'interrompre, par instants, le tremblement de l'autre main. — Pour contrôler la réalité des tremblements des membres inférieurs, SEELIGMULLER recommande de faire coucher le sujet sur le dos et de placer les membres à angle droit, la plante du pied en l'air; dans cette position, le tremblement simulé ne saurait être maintenu.

La simulation de l'*exagération des réflexes rotuliens* sera découverte, si l'on obtient un mouvement en réponse à un choc porté à côté du tendon, ce qui démontre la mauvaise foi du sujet.

Névrites traumatiques (1). — Les lésions traumatiques des nerfs, plaies, contusions, distension et arrachement, compression par une extrémité osseuse luxée, ou par un cal exubérant, une cicatrice, pincement dans une ligature d'artère, avec les symptômes de névrite qui les suivent, sont assez facilement rattachées à leur cause, quand on se base à la fois sur l'examen du malade et sur l'étude des commémoratifs de l'accident. Citons, par exemple, les paralysies radiculaires du plexus brachial qui accompagnent certaines luxations de l'épaule.

Les *névrites ascendantes*, qui sont également d'origine traumatique, sont d'une appréciation plus difficile. Là, en effet, les troubles nerveux ne s'installent souvent qu'un assez long temps après le traumatisme. D'autre part, ce traumatisme initial est, d'ordinaire, de minime importance. C'est une piqûre par une aiguille, un clou, une écharde de bois, une coupure, un broiement limité, une plaie par une scie, une morsure d'animal, une brûlure. La lésion causale a, toutefois, quelques caractères particuliers. Elle siège habituellement à l'extrémité d'un membre, et ce sont les membres supérieurs qui sont le plus atteints, en particulier le nerf cubital. Le

---

(1) J.-A. SICARD : Le syndrome de la névrite ascendante (névrites ascendantes régionales), rapport au XVᵉ Congrès des médecins aliénistes et neurologistes, Rennes, 1905.

tronc nerveux intéressé est, le plus souvent, un petit filet (nerf collatéral des doigts). La plaie est une plaie contuse ; dans beaucoup de cas elle a été compliquée de corps étrangers.

La névrite est l'effet d'une toxi-infection locale consécutive à la plaie du tégument. Elle a une marche lente, progressive et ascensionnelle, et, en même temps, extensive, gagnant les filets nerveux voisins. Le processus névritique se manifeste par des douleurs extrêmement vives, à crises paroxystiques, à caractère ascensionnel et irradiant, une hypertrophie du tronc nerveux perceptible à la palpation, une diminution de la transparence aux rayons X du tissu osseux. Plus tard apparaissent des troubles, à disposition périphérique, de la motilité, des réflexes, de la trophicité et des réactions électriques.

On a accusé les névrites ascendantes de progresser jusqu'aux centres nerveux, de léser les ganglions, les racines et la moelle, de créer la myélite ou la syringomyélie. De nombreux auteurs admettent l'existence de ces complications. Cependant, d'après SICARD, cette étape de l'affection n'est pas établie par l'observation anatomo-clinique. On doit seulement considérer comme possible une réaction à distance dans les centres, ganglions et moelle, se produisant sous l'influence de l'irritation périphérique. Le traumatisme serait, dans ce cas, la cause occasionnelle mais non la cause déterminante du réveil ou de l'aggravation de lésions médullaires préexistantes.

La névrite ascendante détermine, par l'acuité des phénomènes douloureux, une incapacité de travail considérable, même absolue. Elle est d'un pronostic grave ; elle peut, pourtant, s'améliorer et guérir. On devra la distinguer soigneusement de la névrose traumatique.

Une certaine paralysie peut encore être considérée comme d'origine accidentelle, car elle est une complication réelle d'un accident ; c'est la paralysie du triceps et des extenseurs qui est déterminée par la compression exercée par une béquille. Elle est, en particulier, imputable à l'usage de béquilles formées d'une seule tige. Il est donc indiqué d'ordonner aux blessés l'emploi de béquilles à deux branches, qui permettent de prendre un point d'appui sur les mains et non seulement sur l'aisselle (1).

Myélopathies traumatiques. — Les symptômes de lésions médullaires, qui apparaissent à la suite de traumatismes graves de la colonne vertébrale (fractures, entorses, luxations, plaies pénétrantes), sont faciles à interpréter, ainsi que les troubles qui leur font suite (contracture par dégénération secondaire, etc.). Nous n'avons pas à insister sur les affections médullaires qui naissent dans ces conditions.

Une lésion d'origine différente, mais qui constitue, d'une façon aussi nette, un accident du travail, est l'hématomyélie, qui se produit sous l'influence d'une décompression brusque, chez les ouvriers travaillant dans l'air comprimé et chez les scaphandriers.

D'un autre côté, certaines affections chroniques de la moelle peuvent se manifester comme une conséquence plus ou moins éloignée d'un accident, qui a respecté l'intégrité de la colonne vertébrale (commotion par choc direct, ou par chute d'un lieu élevé sur le dos, le siège, les pieds, la tête). Dans les cas de ce genre, des phénomènes médullaires se montrent immédiatement à la suite du traumatisme (paralysie, anesthésie, incontinence, abolition des réflexes), puis, après un délai très variable, survient un syndrome médullaire nouveau, caractéristique d'une affection de la moelle. Ou bien, les troubles nerveux du début s'atténuent, disparaissent plus ou moins et la guérison semble s'établir, lorsque, sans qu'on puisse découvrir aucune influence pathologique nouvelle, on voit apparaître les symptômes d'une myélopathie. Dans l'un et l'autre cas, les lésions primitives produites par le traumatisme (altérations cellulaires, hémorrhagies capillaires et hémorrhagies en foyers siégeant dans la substance grise, en particulier dans la moelle cervicale) sont devenues le point de départ de lésions nouvelles. L'infection joue peut-être un rôle dans ce processus surajouté, mais rien ne permet de le démontrer.

---

(1) ALBERTIN : *La paralysie des béquilles et les accidents du travail, Recueil spécial des acc. du tr.,* juin 1903, p. 93.

La *syringomyélie* (1) peut se développer à la suite d'une commotion de la moelle. Un certain nombre d'observations mettent ce fait hors de doute. Il est probable que le traumatisme crée un foyer d'hématomyélie, dont la paroi devient le siège d'un processus névroglique, de *gliose*, qui, par son extension, constitue la syringomyélie. C'est pourquoi l'on voit aux phénomènes du début, d'origine hématomyélique, succéder des phénomènes tardifs, syringomyéliques. On peut admettre, aussi, que le traumatisme détermine d'emblée un processus de gliose dans la moelle.

La *poliomyélite antérieure chronique* a paru relever du traumatisme dans quelques cas publiés par THIEM, ERB, etc.

La pachyméningite cervicale hypertrophique, la sclérose latérale amyotrophique, la sclérose en plaques, le tabes ont été rapportés, parfois, à un traumatisme antérieur de la colonne vertébrale, à une commotion de la moelle. Les observations sont encore trop peu nombreuses pour qu'on puisse se faire une opinion sur le rôle du traumatisme dans l'étiologie de ces affections. — La paralysie agitante pourrait être également imputée, dans quelques cas, au trauma tisme.

D'autre part, certaines myélopathies, en particulier le tabes et la syringomyélie, ont été attribuées à des traumatismes périphériques, à des lésions des membres : plaies, fractures, écrasements, amputations, brûlures, etc. KLEMPERER, LEYDEN ont soutenu l'existence de ce tabes traumatique. Cependant les recherches les plus récentes paraissent défavorables à leur opinion. La syringomyélie traumatique, d'origine périphérique, a été expliquée par le processus de la névrite ascendante. Cette hypothèse est défendue dans la thèse de GUILLAIN. Comme nous l'avons dit, SICARD est arrivé à des conclusions opposées.

Nous devons ajouter, enfin, que tous les auteurs admettent l'influence du traumatisme sur les affections chroniques de la moelle, en tant que cause d'aggravation, et qu'ils estiment

---

(1) GUILLAIN : La forme spasmodique de la syringomyélie ; la névrite ascendante et le traumatisme dans l'étiologie de la syringomyélie, Th. Paris, 1901-1902.

que l'accident doit être rendu responsable de l'aggravation subie par la victime.

Encéphalopathies traumatiques. — Les fractures du crâne peuvent produire des destructions du cortex, qui entraînent une hémiplégie, une monoplégie, une aphasie. La commotion cérébrale peut aussi causer les mêmes syndromes, qui, alors, sont moins durables. — A la suite d'un traumatisme du crâne, on a encore observé un abcès du cerveau, une méningite aiguë. — Il est permis de rapporter une méningite tuberculeuse à un choc sur le crâne, lorsque le sujet était indemne de toute maladie antérieurement et que le début de l'affection cérébrale a suivi de près l'accident, à moins de quinze jours d'intervalle (OLLIVE et LE MEIGNEN). — L'abcès du cerveau se forme quelquefois assez longtemps après le traumatisme.

Dans tous les cas où la mort survient peu après une chute sur le crâne, il importe de faire l'autopsie du sujet, pour déterminer si la lésion fatale a été l'effet du traumatisme, ou seulement la cause de la perte d'équilibre. On voit, en effet, des ouvriers succomber à la suite d'une hémorrhagie cérébrale qui a déterminé une chute. Les caractères du foyer hémorrhagique, l'état des artères, les lésions anciennes du rein, du cœur indiqueront qu'il s'agit d'une hémorrhagie spontanée. — Si l'hémorrhagie était attribuée à un effort, il faudrait s'assurer que cet effort a été tout à fait anormal, pour pouvoir admettre le rapport de causalité.

On observe, quelquefois, des hémorrhagies cérébrales tardives, d'origine traumatique. Cette complication des traumatismes crâniens a été particulièrement étudiée en Allemagne. Elle survient dans un délai de quelques heures, de quelques jours, ou même de plusieurs mois, après le traumatisme. Elle détermine, alors, une attaque d'apoplexie qui laisse une hémiplégie durable ; parfois l'hémiplégie s'installe sans ictus. Elle serait la conséquence de lésions vasculaires produites dans les parois des ventricules latéraux et de l'aqueduc de SYLVIUS, au moment de la commotion cérébrale, par le choc du liquide céphalo-rachidien.

Névroses traumatiques (1). — Le traumatisme fait
apparaître des troubles névrosiques de trois ordres différents :
l'hystérie, la neurasthénie, une association de ces deux
névroses l'hystéro-neurasthénie, à laquelle on a réservé parfois le nom de névrose traumatique.

L'*hystérie* se montre tantôt à l'état de manifestation locale,
isolée, chez un individu qui ne présente aucun autre syptôme,
aucun stigmate hystérique autre que celui qu'a déterminé
l'action directe du traumatisme ; tantôt comme un trouble
local accompagné de divers symptômes hystériques. Dans
le premier cas, il paraît démontré que le traumatisme a créé
la névrose ; dans le second cas, on peut supposer qu'il a
seulement révélé une hystérie latente jusqu'à ce jour, mais
la première hypothèse est également valable. — Enfin, sous
l'influence du traumatisme, peut se développer, chez un
sujet précédemment atteint d'hystérie, présentant des stigmates, un phénomène nouveau : il y a aggravation d'une
névrose préexistante.

La manifestation initiale de l'hystérie traumatique est, le
plus souvent, un trouble local, comme une paralysie flasque,
une contracture, une arthralgie ; elle est parfois un trouble
général : une attaque convulsive, par exemple.

La paralysie flasque intéresse tantôt un segment de mem
bre (paralysie segmentaire), tantôt un membre entier (monoplégie), tantôt les deux membres inférieurs (paraplégie).
La monoplégie est la forme la plus fréquente. — La paralysie
présente les caractères suivants : conservation de l'excitabilité électrique du tissu musculaire, aptitude des muscles à
répondre de façon exagérée aux excitations mécaniques :
contracture déterminée par la percussion des tendons, le
massage, lorsqu'ils sont un peu prolongés, et par l'application
d'un lien circulaire. L'anesthésie qui l'accompagne est segmentaire : en manche de veste, en manchon, en gant, en
gigot, en bas, en chaussette. L'atrophie peut être observée.
La contracture succède parfois à la flaccidité. — La contracture, moins fréquente que la paralysie, siège ordinairement
sur un membre ou un segment de membre. A la main, les

____

(1) Ouvrage cité de Thoinot.

doigts se placent soit en flexion, soit en extension ; au poignet, on observe la flexion ou la demi-flexion ; à l'avant-bras, la supination avec demi-flexion ; au bras, l'adduction ; au membre inférieur, le varus équin, la flexion du genou. On a vu des cas de contracture des masséters. Les mouvements spontanés sont presque nuls dans le cas de contracture, et les mouvements communiqués sont arrêtés par une résistance invincible ; cette contracture cède sous l'anesthésie ; les réflexes sont exagérés, il existe parfois de la trépidation épileptoïde ; les divers modes de la sensibilité sont abolis ; l'atrophie musculaire est fréquente ; les réactions électriques sont normales. — L'arthralgie la plus fréquente est celle de la hanche ; la coxalgie hystéro-traumatique. Elle est bien connue. — D'autres accidents hystériques sont encore observés : le mutisme, l'hémoptysie, l'hématurie, la surdité. — Les paralysies et les contractures hystéro-traumatiques sont souvent très tenaces. Elles guérissent toujours, mais, dans bien des cas, seulement après une longue durée.

Les manifestations locales de l'hystérie apparaissent à la suite d'un traumatisme souvent léger, mais qui a produit une émotion intense, une frayeur vive, et elles se localisent exactement à la région qui a été frappée. — Lorsque le phénomène initial est une attaque, elle survient peu de temps après l'accident (quelques heures).

On recherchera les stigmates pour établir le diagnostic. On envisagera l'hypothèse d'une association hystéro-organique. Dans le cas d'hystérie préexistante aggravée, on basera son opinion sur l'étude des antécédents du malade. Il faut être très réservé dans ses propos auprès des hystériques, si l'on ne veut s'exposer à multiplier les troubles qu'ils présentent, par une sorte de suggestion involontaire. L'exagération et même la simulation devront parfois être soupçonnées.

La *neurasthénie* traumatique apparaît, soit à la suite de traumatismes violents ayant produit une commotion cérébrale, soit à l'occasion d'accidents collectifs graves, susceptibles de causer une vive émotion, soit sous l'influence des préoccupations du sujet concernant son état de santé, sa situation pécuniaire, la marche d'un procès engagé. Ces facteurs, du reste, se trouvent souvent associés dans l'étiologie de la neurasthénie. Cette névrose se manifeste par ses signes ordinaires : céphalée, insomnie, vertiges, état mental particulier, rachialgie, asthénie, atonie gastro-intestinale, troubles des fonctions génitales. Elle revêt des formes diverses, surtout la forme de cérébrasthénie, ou encore de myélasthénie, mais aussi la forme dyspeptique, la forme cardiaque, la forme névralgique, la forme hypocondriaque, la forme anxieuse.

L'*hystéro-neurasthénie* est constituée par l'association des deux névroses, qui se manifestent en même temps, à la suite d'un traumatisme, quelquefois léger, lorsque ce traumatisme a causé au sujet une émotion violente, par exemple lorsqu'il survient au milieu d'une catastrophe (déraillement, collision de trains, éboulement, explosion, incendie, etc.). Le traumatisme physique seul n'est pas susceptible de produire la maladie : l'action d'une émotion intense est nécessaire ; elle est même suffisante dans certains cas.

L'hystéro-neurasthénique présente un changement marqué du caractère, de l'affaiblissement des facultés intellectuelles, de l'aboulie, de l'anxiété ; il a des préoccupations hypocondriaques, de l'insomnie, des cauchemars, des vertiges ; on trouve chez lui quelques-uns des stigmates de l'une et l'autre névrose : des troubles moteurs : asthénie, tremblement, paralysie, contracture, attaques convulsives ; des troubles sensitifs : céphalalgie, rachialgie, hyperesthésie, névralgie, arthralgie, anesthésie, et des troubles sensoriels : asthénopie accomodative, rétrécissement du champ visuel, diplopie, micropsie, amblyopie, bourdonnements et tintements d'oreille, diminution de l'acuité de l'ouïe, du goût, de l'odorat ; des troubles viscéraux : dyspepsie, constipation, entérite muco-membraneuse, palpitations, tachycardie, angine de poitrine, dyspnée, polyurie, anaphrodisie, spermatorrhée chez l'homme, dysménorrhée chez la femme ; une altération de l'état général, de l'amaigrissement.

Tantôt l'hystérie est au premier plan, tantôt elle s'efface devant la neurasthénie. Les premiers symptômes se manifestent soit à la suite de troubles mentaux, soit dans un délai variable (quelques heures à quelques semaines) après l'accident. Ils appartiennent ordinairement à la neurasthénie.

Le pronostic est variable suivant les phénomènes qui prédominent. Les symptômes hystériques sont souvent de longue durée. Les troubles neurasthéniques sont, très fréquemment, influencés par la marche du procès. Une solution rapide de l'affaire est tout à fait favorable à la santé de la victime. L'expertise doit faire prévoir cette éventualité. Dans les cas qui se sont présentés, le tribunal, tantôt a différé sa décision, tantôt a réglé l'indemnité en admettant une incapacité permanente partielle, mais en tenant compte d'une amélioration prévue.

Troubles mentaux d'origine traumatique. — On peut observer, immédiatement après le traumatisme, certains troubles des fonctions psychiques, qui sont passagers, assez variables, et précèdent des troubles plus durables : hystérie, hystéro-neurasthénie, psychoses. Ce sont les amnésies, qui portent toujours sur l'événement causal, et sont soit rétrogrades, soit antérogrades, soit rétro-antérogrades, l'automatisme ambulatoire, la confusion mentale, l'excitation maniaque, le délire de rêve, des modifications du caractère. Les mêmes phénomènes sont déterminés, parfois, par l'émotion produite par la vue d'un accident.

D'autre part, on a pu rapporter au traumatisme des maladies mentales comme la paralysie générale, ce qui est très acceptable, et comme la dégénérescence mentale, le délire de persécution, la mélancolie, ce qui est plus discutable. Ces troubles mentaux d'origine traumatique peuvent aboutir à la démence. Dans l'état actuel de la science, il est assez difficile de se prononcer sur les cas de ce genre. S'il est possible d'affirmer le rapport de causalité entre le traumatisme crânien et la maladie mentale, lorsque les fonctions psychiques étaient régulières avant l'accident, et que des troubles cérébraux (céphalées, vertiges, hallucinations, crises convulsives, délire) se sont succédé sans interruption depuis cet accident, il est très délicat de se prononcer sur l'origine d'une psychose qui a débuté plusieurs mois ou plusieurs années après le traumatisme.

***

L'*évaluation* des incapacités permanentes, dans les affections du système nerveux, tiendra compte des troubles physiques persistants et de l'atteinte portée à l'intégrité des facultés intellectuelles, en même temps que de la profession du blessé et de son âge. — On trouve dans la jurisprudence : pour une destruction localisée de la boîte crânienne suivie de troubles cérébraux, le chiffre de 66,66 o/o et pour une large trépanation suivie de paralysie incomplète du bras gauche, le chiffre de 90 o/o. —OLLIVE et LE MEIGNEN proposent : pour une trépanation, l'estimation autrichienne : 10 o/o; pour l'aphasie et l'agraphie depuis 15 à 20 o/o jusqu'à 100; pour une maladie mentale ne nécessitant pas l'internement 50 o/o au minimum.

AFFECTIONS TRAUMATIQUES DES ORGANES DES SENS

Les altérations du sens du goût et du sens de l'odorat, consécutives aux lésions traumatiques des organes qui permettent l'usage de ces fonctions, ou produites par les névroses traumatiques, sont rares et n'entraînent pas, sauf exception, d'incapacité de travail. Nous ne nous y arrêterons donc pas.

Les affections traumatiques de l'organe de la vue sont très fréquentes. Celles de l'oreille ne sont pas rares. Cependant nous ne saurions nous en occuper longuement, malgré l'importance des questions médico-légales qu'elles soulèvent. En effet, l'examen des malades atteints de lésions de l'œil ou de l'oreille demande des connaissances spéciales, une expérience particulière, et l'appréciation des cas qui ressortissent à l'ophtalmologie ou à l'otologie est toujours confiée, par les tribunaux, à des médecins spécialistes. Le praticien, appelé seulement à rédiger le certificat de premier constat, se contentera de faire l'examen sommaire de l'organe, en indiquant l'utilité d'une exploration complète et en portant un pronostic très réservé. Nous serons donc bref sur ce sujet.

Affections traumatiques de l'œil et de ses annexes (1). — Les traumatismes de l'appareil visuel sont fréquents :

---

(1) BAUDRY : Étude médico-légale sur les traumatismes de l'œil et de ses annexes, 3ᵉ édit., 1904. — AUBINEAU : article dans l'ouvrage d'OLLIVE et LE MEIGNEN. — BECKER : ouvrage cité. — DE LAPERSONNE : Examen

ils forment plus d'un vingtième de la totalité des accidents du travail (statistique allemande : 5,72 o/o ; statistique suisse : 5,90 o/o ; SNELL 5,20 o/o) ; les deux tiers des traumatismes de l'œil sont d'origine professionnelle. La cornée, surtout, est atteinte (dans 74,68 o/o des cas) ; la conjonctive l'est assez communément (16,91 o/o).

La gravité des affections traumatiques de l'œil est variable. Elle peut être exagérée, dans des proportions considérables, par des complications infectieuses et par des troubles sympathiques. D'autre part, les blessures même légères produisent quelquefois une diminution importante de la capacité ouvrière. Aussi doit-on se montrer très prudent, lorsqu'on est obligé de formuler un pronostic, après un premier examen.

Les *contusions* produisent des ecchymoses plus ou moins étendues, accompagnées ou non d'hyphéma, parfois des hématomes rétro-oculaires, souvent la paralysie passagère du sphincter irien. On observe aussi des déchirures de l'iris, le décollement partiel de cette membrane (iridodialyse), le décollement total (aniridie), la luxation complète ou incomplète du cristallin, la cataracte traumatique, des hémorrhagies dans le corps vitré, des ruptures de la choroïde, et même des ruptures de la sclérotique et de la cornée, qui se font soit au point frappé, soit au pôle opposé. La cataracte traumatique peut avoir des conséquences d'une haute gravité : iridocyclite et ophtalmie sympathique. Les lésions du corps vitré entraînent quelquefois la formation d'opacités, de tractus membraneux et, par suite, des altérations de la choroïde, le décollement de la rétine.

Les *plaies* (piqûres, coupures, ulcérations, etc.) sont superficielles, profondes ou perforantes. — Les plaies superficielles sont ordinairement bénignes, à moins qu'elles ne s'infectent. Le danger d'infection est particulièrement grave, lorsque

---

des yeux au point de vue médico-légal, *La Press. Méd.*, 6 décembre 1902, p. 1167. — GORECKI : Les accidents du travail concernant l'appareil de la vision, Th. Paris, 1900-1901. — CLAUSE : La loi du 9 avril 1898 et l'appareil de la vision, Th. Nancy, 1901-1902. — CHARLES : La simulation des affections oculaires, Th. Lille, 1902-1903. — VILLARD : Acuité visuelle professionnelle au point de vue médico-légal, *Rec. spéc. des acc. du tr.*, 4e année, mai 1903, p. 38. — RÉMY : A propos de l'acuité visuelle, *Rec. spéc.*, 4e année, juin 1903, p. 90.

l'œil blessé est atteint d'une inflammation chronique préexistante (conjonctivite, dacryocystite). C'est dans ces conditions que se développent le plus facilement l'ulcère infectieux de la cornée, l'iritis, l'hypopyon, etc. — Les plaies profondes, si elles atteignent les muscles ou la capsule de Tenon, ont pour conséquence des rétractions cicatricielles de ces parties, qui immobilisent le globe oculaire et, si elles introduisent l'infection dans l'orbite, des complications inflammatoires de toute gravité. — Les plaies perforantes amènent la hernie de l'iris, la cataracte traumatique, l'issue du corps vitré, le décollement de la rétine. Les plaies de la région ciliaire sont fréquemment la cause de l'ophtalmie sympathique.

Les *corps étrangers* produisent la moitié des lésions traumatiques de l'œil. Ils sont constitués, le plus souvent, par des parcelles de métal, de fer surtout. Ce sont les ouvriers métallurgistes qui sont le plus exposés et, parmi eux, les ébarbeurs, les polisseurs de fonte, les tourneurs, les forgerons, les serruriers. Les carriers, les tailleurs de pierre, les piqueurs de meules, les mineurs sont atteints soit par des fragments de pierre, soit par les éclats d'acier que fournissent, en particulier, les outils mal trempés. Des débris de bois, de paille, des grains de poudre projetés par une explosion se rencontrent aussi au nombre des corps étrangers de l'œil. Ces particules restent superficielles ou pénètrent dans la profondeur. — Les corps étrangers superficiels se logent dans la conjonctive oculaire ou palpébrale, dans la cornée, où ils peuvent laisser des opacités durables, une sorte de tatouage (poudre), et produisent, lorsqu'ils sont septiques, des complications infectieuses, notamment l'ulcère infectieux malin. — Les corps étrangers profonds pénètrent dans la cavité orbitaire ou dans l'intérieur du globe oculaire. Dans le premier cas, ils sont parfois longtemps tolérés, mais ils peuvent aussi déterminer une diminution de la mobilité de l'œil (d'où diplopie) et le phlegmon de l'orbite. Dans le second cas, ils lèsent le cristallin (cataracte traumatique), le corps ciliaire (irido-choriocyclite, ophtalmie sympathique), le corps vitré (hémorrhagies, hyalite chronique plastique, décollement de la rétine, phénomènes glaucomateux); ils produisent parfois une panophtalmie. Certains, cependant, on été indéfiniment tolérés. Pour diagnostiquer leur présence, on a recours à l'examen des milieux de l'œil, à la radioscopie et à la radiographie, aux appareils électriques spéciaux qui décèlent les fragments de fer (aiguille aimantée, magnétomètre, sidéroscope).

La gravité des corps étrangers de l'œil est souvent accrue par une infection provenant d'une maladie antérieure de la conjonctive ou des voies lacrymales. Elle l'est encore, dans beaucoup de cas, par le fait des tentatives maladroites d'extraction pratiquées à l'atelier par des camarades du blessé, opérant avec des mains et des instruments souillés.

Les *brûlures* de l'œil, causées par des parcelles solides enflammées, des fragments de fer rouge, des gouttes d'eau ou d'huile bouillante, des vapeurs et des gaz, et par des substances caustiques, acides ou alcalines, ne sont pas rares. Les brûlures les plus graves sont dues aux métaux en fusion, surtout à ceux dont le point de fusion est élevé, et par les caustiques chimiques ; elles se caractérisent par la profondeur et l'étendue des eschares qu'elles produisent. Les explosions de poudre, de gaz déterminent des lésions graves, les brûlures étant alors compliquées par la pénétration de corps étrangers dans l'œil et l'orbite. La foudre et les décharges électriques produisent des lésions variées ; les unes sont bénignes et transitoires ; les autres aboutissent à la cécité totale et définitive par hémorrhagie, décollement de la rétine, cararacte parfois bilatérale, atrophie optique, iridocyclite. Lorsque les brûlures siègent sur la cornée, leur cicatrisation est lente ; elles laissent des opacités, de l'astigmatisme. Lorsqu'elles ont atteint la conjonctive et les paupières, le blessé garde souvent quelque déformation : ectropion, trichiasie, symblépharon, ankyloblépharon, ptérygion cicatriciel, déviation des points lacrymaux.

Les lésions traumatiques de l'orbite et du crâne peuvent avoir un retentissement sur l'appareil de la vision : rupture de la choroïde, atrophie du nerf optique, paralysie de la troisième paire, paralysie faciale avec lagophtalmos.

Les névroses traumatiques ont parfois des manifestations oculaires ; la neurasthénie amène de la fatigue accomodative ; l'hystérie cause des troubles divers : amblyopie, polyopie, contractures et spasmes pupillaires, nystagmus, blépharospasmes, pseudo-paralysies.

Comme on trouve, parmi les symptômes des affections de l'œil, un certain nombre de troubles subjectifs et comme ces affections obtiennent ordinairement des indemnités assez élevées, il arrive assez souvent que des simulateurs cherchent à les faire diagnostiquer chez eux. Quelques-uns rapportent à un traumatisme une lésion préexistante de l'œil ; d'autres provoquent une inflammation aiguë de la conjonctive par des poussières ou des substances irritantes ; BAUDRY a examiné deux malades, qui imputaient leur conjonctivite purulente à un accident, et a trouvé dans la sécrétion le gonocoque, ce qui en indiquait suffisamment la nature ; certains sujets entretiennent une blessure légère de l'œil, ou la négligent volontairement pour en augmenter la durée ; enfin, lorsqu'une lésion traumatique a terminé son évolution, la simulation consiste dans l'exagération du trouble fonctionnel consécutif : le simulateur accuse une diminution de la vision bien plus considérable que celle qui persiste, en réalité, chez lui et va même jusqu'à affirmer la cécité de son œil traumatisé. Souvent, la simulation est trop grossière pour que l'erreur soit possible même à un premier examen. D'ailleurs, si habile soit-elle, elle ne saurait échapper à un examen minutieux et répété. L'ophtalmologie, en effet, possède tout un arsenal de procédés à opposer à la fraude et permet de contrôler, de la façon la plus exacte, toutes les affirmations du blessé.

Les moyens les plus précis doivent être mis en œuvre pour arriver à déterminer la réduction de capacité produite par une affection de l'œil. Après avoir constaté la diminution de la vision subie, on doit chercher quelle diminution de la valeur ouvrière correspond à celle-ci. En effet, la seconde n'est pas proportionnelle à la première. L'acuité visuelle professionnelle ne correspond pas à l'acuité visuelle physiologique. Une certaine diminution de la vision d'un œil peut supprimer la valeur professionnelle de cet œil, au moins dans certaines professions. On doit tenir compte, en outre, de l'âge et de l'état de l'autre œil. Celui-ci, en effet, peut n'avoir qu'une acuité insuffisante pour permettre l'exercice de sa profession au blessé. La réduction de capacité ouvrière se trouve encore réduite de ce fait. L'incapacité serait même totale si le sujet, étant borgne, avait, par l'accident, perdu complètement l'usage de son œil sain. C'est ainsi que plusieurs tribunaux ont attribué à l'accident, qui avait détruit l'œil sain chez un ouvrier borgne, la responsabilité totale de l'incapacité permanente absolue (C. Lyon, 27 mars 1901 ; C. Paris, 8 mai 1902 ; C. Cassation, ch. civile, 23 juillet 1902, 10 décembre 1902, 11 novembre 1903 et 25 novembre 1903).

Comme exemples d'*évaluations*, on peut citer, d'après la jurisprudence, les suivantes : perte de la vision d'un œil chez un bijoutier 35 o/o, chez un forgeron 33,33, chez un maçon 33,33, chez un manœuvre 30,75, chez un serrurier 12,66 ; perte des 9/10 de la vision d'un œil chez un terrassier 30, des 7/8 chez un ajusteur 29, des 5/6 chez un peintre 17, de 1/3 chez un serrurier 11, de 1/10 chez un serrurier 2,25. La perte des deux yeux est toujours considérée comme une incapacité absolue.

Affections traumatiques de l'oreille (1). — Les lésions traumatiques de l'appareil auditif sont moins fréquentes que celles de l'organe de la vue. Elles sont aussi moins graves dans leurs conséquences, en particulier au point de vue de la valeur professionnelle. Il est absolument nécessaire d'avoir des connaissances étendues en otologie pour pouvoir les étudier, les différencier des lésions antérieures (maladies professionnelles, etc.), et en apprécier l'importance. Nous nous bornerons donc à mentionner les principales affections traumatiques de l'organe de l'ouïe, sur lesquelles l'attention du médecin doit être attirée, lorsqu'il est appelé à faire le premier examen de la victime d'un accident du travail.

---

(1) CHAVASSE et TOUBERT : Diagnostic des maladies des yeux, des oreilles et des voies aériennes supérieures. — CASTEX : L'oreille et les accidents du travail, *Ann. d'hyg. pub. et de méd. lég.*, juillet 1903, p. 37. — TOMMASI : Mécanisme des traumatismes de l'oreille et leur influence sur cet organe particulièrement au point de vue médico-légal, *Arch. intern. de laryngol., d'otol. et de rhinol.*, 1905, p. 151. 192, 829.

Les lésions de l'oreille externe, soit directes (contusions, plaies, brûlures, fractures), soit indirectes (fractures du conduit auditif externe par choc ou chute sur le maxillaire inférieur), sont d'un diagnostic facile ; mais elles peuvent être accompagnées de lésions des autres parties de l'organe. La membrane du tympan est atteinte soit directement par des corps solides, des liquides (chute dans l'eau), des vapeurs brûlantes, soit indirectement par la compression de l'air du conduit (coup sur le pavillon), ou par des ondes sonores d'une grande intensité (détonations, explosions), ou encore par des modifications brusques de la pression chez les ouvriers qui travaillent dans l'air comprimé, chez les scaphandriers, ou enfin par des chocs sur la tête. La caisse du tympan est intéressé dans certaines fractures du rocher. Le traumatisme détermine parfois des hémorrhagies qui sont suivies d'otite purulente. On observe encore des ruptures de la chaîne des osselets, des lésions de la trompe d'Eustache. Les affections traumatiques de l'oreille interne relèvent soit de la fracture du rocher, soit d'une simple commotion produite par un choc sur le crâne, par une détonation violente, une explosion, par la compression ou la raréfaction brusque de l'air.

Les affections de l'ouïe n'entraînent pas une diminution notable de la capacité ouvrière, lorsqu'une seule oreille est atteinte. On estime, alors, la réduction de salaire à 5 o/o (Italie), ou à 10 o/o (Autriche). OLLIVE et LE MEIGNEN acceptent cette évaluation : 5 à 10. La jurisprudence fournit les évaluations suivantes : perte d'une partie de l'acuité auditive des deux oreilles chez un démolisseur 6,50 ; surdité d'une oreille avec gêne de l'épaule chez un cocher 40. La surdité complète réduit la capacité de moitié pour BECKER ; l'évaluation italienne est 40 o/o, l'évaluation autrichienne 30 à 45 o/o, celle d'OLLIVE et LE MEIGNEN 50 à 60 o/o. La surdité incomplète, mais accompagnée de troubles subjectifs permanents (bourdonnements, vertiges), détermine, également, une incapacité de travail notable.

MALADIES GÉNÉRALES D'ORIGINE TRAUMATIQUE, INFECTIONS, INTOXICATIONS

Nous avons indiqué plus haut que, parmi les maladies infec-tieuses, la tuberculose et la syphilis sont, dans certains cas, imputables au traumatisme. D'autres infections éclatent, a la suite d'un accident, dans des circonstances telles que celui-ci en paraît être la cause occasionnelle. C'est ainsi que le *rhumatisme articulaire aigu* peut être provoqué par un refroi-dissement brusque (chute dans l'eau) et même par un trau-matisme. Les symptômes fébriles apparaissent au bout de quelques jours, une quinzaine au plus ; l'articulation atteinte est la première à présenter les manifestations du rhumatisme. Le *rhumatisme blennorrhagique* survient souvent à la suite d'un traumatisme d'une articulation, par laquelle il débute : contusion, entorse, luxation. Là encore, le traumatisme semble devoir être rendu responsable de l'infection : celle-ci, en effet, ne se serait pas localisée sur une articulation si l'accident n'était pas intervenu.

Le *delirium tremens*, qui est considéré comme une compli-cation survenant exclusivement chez les alcooliques, et qui est attribué, assez communément, à la suppression du toxique habituellement absorbé par le blessé, semble, en réalité, dépendre surtout de l'infection. On ne peut donc hésiter à la traiter comme toute autre complication du traumatisme, c'est-à-dire comme un effet de l'accident (1).

L'influence du traumatisme sur le développement du *cancer* est une question qui a été longtemps débattue et qui, malgré cela, demeure encore très obscure. Elle a semblé assez nettement démontrée dans quelques cas, surtout dans des cas de sarcome et des cas d'epithelioma superficiel. Il s'agissait ordinairement de sujets jeunes. Théoriquement, si l'on admet que le cancer est d'origine parasitaire, la possibilité d'une inoculation traumatique ne paraît pas douteuse. Le rapport causal entre l'accident et la tumeur a été accepté plusieurs fois par les tribunaux allemands.

---

(1) L. PICQUÉ : Pathogénie et traitement du delirium tremens. *Soc. de Chir.*, 3 mai 1903. p. 407.

Le *diabète sucré traumatique*, après que Cl. Bernard eut établi expérimentalement l'existence de la glycosurie d'origine nerveuse, a été observé et étudié par de nombreux auteurs, notamment, en Allemagne, par Griesinger, Frerichs, Senator, Seegen, Ebstein, et, en France, par Fischer, Lecorché, Brouardel et Richardière. Sur cent cas de diabète on compte, suivant les statistiques, de 1 à 5 cas de diabète traumatique. Le diabète traumatique est provoqué par certains traumatismes crâniens graves, par les commotions cérébrales, par certains traumatismes spinaux, par des accidents produisant un violent ébranlement de tout l'organisme et même par les émotions intenses qu'occasionnent les catastrophes. Dans beaucoup de cas on ne peut relever chez le malade aucun indice d'une prédisposition. Le traumatisme semble donc être le facteur principal dans l'étiologie de ce diabète. On a trouvé, parfois, à l'autopsie, des lésions bulbaires et, aussi, des lésions cérébrales variées ; mais, souvent, aucune lésion n'a pu être découverte.

Le diabète traumatique se montre sous deux types différents : on observe un diabète à forme aiguë et un diabète à forme chronique. Le premier est précoce ; il se produit dans les premiers jours qui suivent l'accident ; il se manifeste d'emblée par les symptômes capitaux du diabète (soif vive, polyurie, glycosurie plus ou moins abondante). Cette forme aiguë évolue rapidement vers la guérison sans présenter de complications ; la guérison est acquise au bout de quelques mois. — La forme chronique peut débuter d'une façon rapide et aiguë. D'autres fois, elle s'installe lentement, silencieusement et progressivement. Les troubles qui suivent le traumatisme font place peu à peu aux signes du diabète ; mais souvent la symptomatologie qui rattache les uns aux autres reste obscure. Ce diabète chronique a un pronostic grave. Il se caractérise par la perte des forces, l'amaigrissement, un état de malaise général, qui coïncident avec l'augmentation de la faim et de la soif, la polyurie et la glycosurie. Le malade est exposé à toutes les complications ordinaires du diabète. La durée de la maladie est variable.

Le diabète aigu et le diabète chronique à début brusque sont d'un diagnostic assez facile. On peut, sans embarras, dans une expertise, démontrer la réalité de leur origine traumatique. Il n'en est plus de même quand on a affaire à un diabète chronique à début insidieux. Les difficultés sont alors assez grandes. Il faut établir que le traumatisme incriminé a été grave, que l'état antérieur du blessé paraît avoir été exempt de tout trouble de nature diabétique, que le début de la maladie se relie à l'accident par une succession ininterrompue de phénomènes morbides, que la glycosurie s'est montrée à une date assez rapprochée de l'accident, moins de deux ans après, en tous cas.

Dans les mêmes circonstances où apparaît le diabète sucré peut se produire le diabète insipide. Le *diabète insipide traumatique* se manifeste suivant les mêmes modalités que le diabète sucré, tantôt sous une forme aiguë précoce, à terminaison rapide par guérison, tantôt sous une forme chronique. Les deux grands signes de l'affection sont la polydipsie et la polyurie. Son pronostic est beaucoup moins sombre que celui du diabète sucré.

Certaines *intoxications*, comme nous l'avons dit précédemment (page 23), sont considérées comme accidents du travail. Il faut pour cela qu'elles soient le résultat d'un événement soudain et anormal. Dans ce cas se trouvent le plomb des vidangeurs, l'intoxication par l'oxyde de carbone, par le gaz d'éclairage, etc.

L'*asphyxie* par submersion peut constituer un accident du travail.

La *fulguration* et l'*insolation* sont ordinairement des cas de force majeure. Elles sont, cependant, assimilées aux accidents du travail lorsqu'il apparaît qu'elles ont été facilitées ou directement amenées par la nature du travail qui était imposé à la victime (C. Paris, 11 janvier 1902 ; Tr. Narbonne, 31 mai 1902 ; Tr. Troyes, 12 décembre 1900 ; C. Bordeaux, 30 avril 1901 ; C. Paris, 5 juillet 1901, etc., etc.).

De même, le *coup de chaleur* ne serait tenu pour un accident, qu'au cas où il aurait été provoqué par un travail demandant des efforts considérables, exceptionnels, dans une atmosphère anormalement surchauffée, et non par la besogne habituelle de l'individu frappé.

TROISIÈME PARTIE

INTÉRÊTS PROFESSIONNELS. — HONORAIRES. HOSPITALISATION DES BLESSÉS. — RESPONSABILITÉ

HONORAIRES DES CERTIFICATS

Un certificat délivré par le médecin, au cours d'une affaire d'accident du travail, doit lui être payé par la personne qui le lui a demandé, ouvrier ou chef d'entreprise. Le certificat initial que le patron est tenu de joindre, dans les quatre jours, à la déclaration d'accident, et qu'il fait établir par le médecin de son choix, est mis à sa charge. Lorsque c'est l'ouvrier qui prend l'initiative de la déclaration, le prix du certificat qu'on lui fournit doit lui être réclamé (1). Un troisième cas se présente : la victime, usant du droit que lui reconnaît l'article 4 de la loi du 9 avril 1898, a choisi son médecin ; celui-ci a rédigé le certificat de premier constat ; qui doit en supporter les frais? Il n'est pas douteux que ce ne soit le patron. Le tarif établi par l'arrêté du ministre du Commerce et de l'Industrie du 30 septembre 1905, en effet, règle le prix du certificat délivré dans ces conditions, comme on le verra plus loin.

Ce tarif distingue deux sortes de certificats et attribue une indemnité différente à chacune. 1° « Le certificat initial constatant sommairement la nature de la blessure et le pronostic probable donne droit à une indemnité spéciale de deux francs ». 2° « En cas de blessures multiples, ou bien de contusions ou de brûlures, portant sur le thorax, l'abdo-

---

(1) Circulaire du Ministre du Commerce, 21 août 1899, *Recueil de documents réunis par le Ministère du Commerce*, I, 1911, p. 92.

men ou la tête, le certificat initial descriptif de l'état du blessé donne droit à une indemnité spéciale de cinq francs. Le certificat final descriptif, constatant l'état du blessé après consolidation de la blessure, donne droit à une indemnité spéciale de cinq francs ». Il nous semble que l'arrêté ministériel, qui adopte cette évaluation si minime de deux francs pour un certificat de premier constat, méconnaît l'importance de ce certificat, qui, comme nous l'avons dit précédemment (p. 44), doit résumer un examen complet du blessé. En effet, après des traumatismes en apparence légers surviennent parfois des affections graves. Il importe que, dans ces cas difficiles, l'expertise puisse se baser sur un certificat d'origine irréprochable. Or, le certificat qui répond à cette nécessité oblige le médecin à faire un examen, non pas sommaire, mais complet, de la victime et, même s'il ne mentionne que des constatations négatives, mérite des honoraires plus élevés que ceux du tarif officiel.

L'arrêté, en outre, porte que le certificat par lequel le médecin indique, dans sa dernière consultation, la guérison du blessé, ne donne pas lieu à une indemnité spéciale.

Les certificats établis dans les hôpitaux, par les médecins, chirurgiens et internes autorisés, doivent être, le plus souvent mis au compte du patron, car c'est le patron qui demande l'hospitalisation. La somme exigée par l'Administration de l'Assistance publique, à Paris, a été fixée à cinq francs par une circulaire du Directeur de cette administration en date du 4 mai 1900.

Le médecin peut avoir quelque difficulté à se faire payer un certificat lorsque le patron ou l'assureur prétexte que ce certificat n'a pas été rédigé convenablement. Forgue et Jeanbrau conseillent de garder copie des certificats sur un copie-lettres, en prévision de cette éventualité, de façon à demeurer à même de prouver le bien-fondé de la réclamation.

HONORAIRES DES EXPERTISES MÉDICO-LÉGALES

Les honoraires des experts et les déboursés auxquels les oblige leur fonction (déplacements, etc.) leur sont payés par le Trésor, dans les affaires d'accidents du travail. Le compte en est établi par les experts, à la dernière page de leur rapport, au-dessous de leurs signatures. Le temps employé à l'expertise est estimé en *vacations*. La vacation représente le travail accompli par l'expert dans une durée de trois heures. On indique, sans entrer dans le détail, le nombre de vacations consacrées aux diverses opérations de l'expertise : prestation de serment, étude du dossier, examens du blessé, rédaction du rapport, dépôt du rapport. Les frais d'expertise, dans les affaires d'accidents, sont payés suivant les mêmes tarifs que les expertises en matière criminelle, savoir : pour une visite après premier pansement, 8 francs ; pour toute opération autre que l'autopsie, 10 francs ; pour autopsie avant inhumation, 25 francs; pour autopsie, après exhumation, 35 francs; pour une vacation de jour, à Paris, 5 francs ; dans les villes de 40.000 habitants et plus, 4 francs; dans les autres villes et communes, 3 francs; pour une vacation de nuit, à Paris, 7 fr. 50; dans les villes de 40.000 habitants et plus, 6 francs ; dans les autres villes et communes, 4 fr. 50. Les déplacements sont payés à raison de 20 centimes par kilomètre parcouru, si le transport a été effectué en chemin de fer, de 40 centimes s'il a eu lieu autrement. L'expert ne peut pas compter par vingt-quatre heures plus de deux vacations de jour et d'une vacation de nuit. Le coût total de l'expertise ne dépasse guère 100 francs, dans la pratique.

Le compte de l'expert est *taxé* par le magistrat qui reçoit le rapport. Ce magistrat peut l'approuver ou le réduire. Dans ce dernier cas, le médecin a le droit de faire opposition, par ministère d'avoué, à l'ordonnance du président ou du juge délégué qui l'a taxé. Il appartient, alors, au tribunal, en chambre du conseil, de statuer sur cette opposition. Pour toucher le montant de ses honoraires et frais d'expertise, le médecin, après la solution du procès, présente au greffe son mémoire établi sur papier libre, en double exemplaire. Le mémoire indique l'autorité qui a qualifié l'expert, la date de la qualification et les dates des opérations, la nature des opérations, la somme demandée et se termine par la formule suivante : « Je soussigné, docteur en médecine, résidant à..., certifie sincère et véritable le présent mémoire s'élevant à la somme de... ». Le greffier fait signer un *réquisitoire* par le procureur de la République et un *exécutoire* par le président du tribunal qui a ordonné l'expertise. Cette dernière pièce permet au médecin de toucher ses honoraires à la caisse du receveur de l'enregistrement. L'administration des finances se fait rembourser ensuite les frais d'expertise par le patron, lorsque celui-ci a perdu le procès. Le mémoire de l'expert doit être présenté dans le délai d'un an à partir de l'époque à laquelle ont cessé les opérations de l'expertise. Passé ce délai, il y a prescription et le médecin-expert ne pourrait obtenir le payement qu'en adressant une supplique au Ministre de la Justice.

HONORAIRES DES SOINS MÉDICAUX DONNÉS AU BLESSÉ

Les honoraires pour soins médicaux donnés au blessé, du jour de l'accident au jour de la guérison ou de la consolidation, sont mis à la charge du patron par l'article 4. Le mode d'évaluation des honoraires varie suivant que le médecin est, ou non, lié par contrat avec le patron, l'assureur ou la société de secours mutuels à laquelle est affilié le blessé.

Le médecin qui est attaché à l'entreprise et reçoit des appointements fixes ne peut rien demander de plus que ne lui accorde son traité.

Le médecin qui soigne les blessés assurés par une compagnie d'assurances-accidents ou un syndicat de garantie avec lequel il est lié par un contrat reçoit les honoraires fixés par le tarif qu'il a accepté. Il ne lui est pas permis de réclamer quoi que ce soit au chef d'entreprise. Ce médecin, en effet, a renoncé implicitement par son traité au droit que lui reconnaît l'article 4 d'actionner directement le patron. Le Tribunal de Bourgoin (12 juillet 1905) a pris une décision en ce sens au sujet d'une réclamation en paiement de 1.500 francs d'honoraires adressée à un patron pour soins donnés à son ouvrier par deux médecins attachés à la compagnie d'assurances responsable. Les deux médecins ont été déboutés de leur demande.

Le médecin d'une société de secours mutuels se trouve placé dans une situation analogue.

Lorsque le médecin est libre de tout engagement, dans

quelles conditions doivent être payés les frais médicaux?
Ces conditions sont réglées différemment suivant que le
médecin est appelé par le patron ou qu'il est librement choisi
par le blessé.

Dans le premier cas, le chef d'entreprise, en faisant appel
au médecin, s'engage implicitement à lui payer ses honoraires.
Celui-ci demandera ce qu'il juge convenable par note adressée
directement au patron. En cas de refus de paiement ou de
contestation d'honoraires, il assignera le patron devant le
juge de paix.

Dans le second cas, les honoraires que le médecin a le droit
de réclamer au chef d'entreprise (1) sont limités par un tarif
officiel, en vertu des dispositions de l'article 4 (modifié par
la loi du 31 mars 1905).

D'après le premier texte de la loi, ces honoraires étaient
établis conformément au tarif de l'assistance médicale gratuite. Or, dans certains départements, le service de l'assistance médicale n'était pas organisé; dans d'autres, les conseils
généraux avaient adopté le système de l'abonnement. C'est
ainsi que, dans la Seine, la jurisprudence appliquait le tarif
du département de Seine-et-Oise et celui du département du
Nord. D'ailleurs, les tarifs présentaient des lacunes et des
différences notables d'un département à l'autre. Aussi a-t-il
paru nécessaire au législateur de 1905 d'admettre un tarif
uniforme.

Ce tarif a été préparé par une Commission spéciale comprenant des représentants des divers intérêts en jeu (médecins, pharmaciens, ouvriers, patrons, assureurs).

Avant de donner *in extenso* cet important document, nous
ferons remarquer, d'abord, qu'il peut être revisé tous les deux
ans, afin d'engager nos confrères à demander les modifications qui leur paraîtront favorables à leurs légitimes intérêts;
ensuite, que ce tarif n'est applicable que dans le cas où le
médecin a été choisi par la victime de l'accident et qu'il laisse

---

(1) La Cour de cassation a eu à décider (Req., 15 mars 1910), que cette
action spéciale ne pouvait être portée devant le juge de paix, compétent
pour en connaître, que si le médecin demandeur établissait qu'il s'agissait
d'un accident de travail régi par le législation du risque professionnel
dans les conditions de preuve imposées aux ouvriers eux-mêmes ou à leurs
ayants droit pour l'obtention de leurs indemnités.

au médecin le droit de demander à son client une rémunération supplémentaire, et à celui-ci la liberté de s'engager envers le médecin pour des honoraires plus élevés que les honoraires inscrits au tarif (1).

ARRÊTÉ
Fixant le tarif des frais médicaux et pharmaceutiques en matière d'accidents du travail (2)

Le Ministre du Commerce, de l'Industrie, des Postes et des Télégraphes,

Vu l'article 4 de la loi du 9 avril 1898, modifié par la loi du 31 mars 1905, et notamment le paragraphe 2 ainsi conçu :

« La victime peut toujours faire choix elle-même de son médecin et de son pharmacien. Dans ce cas, le chef d'entreprise ne peut être tenu des frais médicaux et pharmaceutiques que jusqu'à concurrence de la somme fixée par le juge de paix du canton où est survenu l'accident, conformément à un tarif qui sera établi par arrêté du Ministre du Commerce, après avis d'une commission spéciale comprenant des représentants de syndicats de médecins et de pharmaciens, de syndicats professionnels ouvriers et patronaux, de sociétés d'assurances contre les accidents du travail et de syndicats de garantie, et qui ne pourra être modifié qu'à intervalles de deux ans ; »

Vu l'article 2 de la loi du 31 mars 1905, aux termes duquel le tarif visé à l'article 4 de la loi du 9 avril 1898 modifié devra être établi dans un délai de six mois à compter de la promulgation de ladite loi et publié au *Journal Officiel* pour devenir applicable un mois après cette publication ;

Vu l'avis de la commission instituée par arrêté du 20 mai 1905 ;

Sur la proposition du directeur de l'assurance et de la prévoyance sociales,

Arrête :

TITRE PREMIER
FRAIS MÉDICAUX

ARTICLE PREMIER. — Le prix de la visite faite au domicile du blessé qui ne peut se présenter à la consultation, sans inconvénient pour sa santé, est fixé à 2 francs.

Il est élevé à 2 fr. 50 : 1° à Paris ; 2° dans les localités où il serait reconnu, après enquête, qu'antérieurement à 1901 le prix courant de la visite pour

---

(1) Circul. du Ministre du Comm. du 6 novembre 1905 (*Rec.* 1, 1911, p. 263) :

« Il importe tout d'abord de remarquer que, pas plus que le tarif d'assistance médicale gratuite sous le régime initial de l'article 4 de la loi du 9 avril 1898, le nouveau tarif officiel ne s'impose, comme on a pu parfois s'y méprendre, aux médecins et aux pharmaciens. Ils restent, en droit, comme auparavant, entièrement libres de débattre la rémunération de leurs fournitures. Le tarif a seulement pour but et pour effet, dans le cas où la victime d'accident a fait elle-même choix de son médecin et de son pharmacien et où des contestations s'élèvent sur la quotité des prestations du chef d'entreprise à cet égard, de fournir une base préfixe aux décisions des juges de paix appelés à arbitrer ces prestations. »

(2) *Journal officiel*, 8 octobre 1905. Ces tarifs ont également été publiés dans un fascicule portant le n° 18 du *Recueil des documents sur les accidents du travail*.

les ouvriers traités dans lesdites localités était égal ou supérieur à 2 fr. 50. La désignation de ces localités sera faite par arrêté ministériel, après avis de la commission spéciale prévue à l'article 4 de la loi du 9 avril 1898, modifié par la loi du 31 mars 1905, sur la demande qui en serait adressée au Ministre du Commerce, au plus tard dans les trois mois de la publication du présent arrêté, par les syndicats médicaux ou par les associations locales de l'association générale des médecins de France, par les groupements professionnels ouvriers ou par les groupements professionnels patronaux intéressés.

Il est réduit à 1 fr. 50 : 1° dans les localités comptant moins de 5.000 habitants ; 2° dans les localités, quelle que soit leur population, où il serait reconnu, suivant les formes et conditions spécifiées à l'alinéa précédent, qu'antérieurement à 1901 le prix courant de la visite pour les ouvriers était inférieur ou égal à 1 fr. 50 (1).

Art. 2. — Le prix de la consultation au cabinet du médecin est inférieur de 50 centimes au prix de la visite, tel qu'il est spécifié à l'article précédent.

Art. 3. — Le prix de la visite ou de la consultation comprend un pansement aseptique simple ou petit pansement.

Néanmoins, pour le pansement aseptique fait au cours de la première visite ou consultation, il est alloué un honoraire égal à celui de la visite ou de la consultation, tel que le déterminent les articles 1 et 2 ci-dessus.

Art. 4. — Le prix de la visite est double, lorsqu'elle doit avoir lieu à heure fixe dans le cas prévu dans le cinquième alinéa de l'article 4 de la loi du 9 avril 1898.

---

(1) L'arrêté ministériel du 26 juillet 1906 a modifié ces prix de la façon suivante :

Art. 1er. — Est arrêtée ainsi qu'il suit la liste des localités dans lesquelles le prix de la visite à domicile sera transitoirement élevé à 2 fr. 50 :

Alpes-Maritimes : Nice ; *Calvados* : Lisieux ; *Charente* : Angoulême : *Eure* : Évreux ; Vernon ; *Gironde* : Bordeaux ; *Hérault* : Cette ; *Isère* ; Vienne ; *Loire* : Firminy, le Chambon-Feugerolles, Roche-la-Morlière, Saint-Étienne ; *Loire-Inférieure* : Nantes ; *Maine-et-Loire* : Saumur ; *Orne* : Laigle ; *Rhône* : Caluire-et-Cuire, Lyon, Oullins, Villeurbanne ; *Saône-et-Loire* : Digoin ; *Seine* : Alfortville, Asnières, Aubervilliers, Boulogne-sur-Seine, Champigny, Charenton, Clichy, Colombes, Gennevilliers, Issy-les-Moulineaux, Ivry-sur-Seine, Joinville, Levallois-Perret, le Perreux, les Lilas, Maisons-Alfort, Malakoff, Montrouge, Nanterre, Nogent-sur-Marne, Noisy-le-Sec, Pantin, Saint-Mandé, Saint-Ouen, Vanves, Villemomble, Vincennes, Vitry-sur-Seine ; *Seine-Inférieure* : le Havre, Rouen ; *Seine-et-Marne* : Melun ; *Seine-et-Oise* : le Raincy, le Vésinet, Mantes, Rambouillet, Versailles, Villeneuve-Saint-Georges ; *Deux-Sèvres* : Thouars ; *Somme* : Amiens.

Art. 2. — Est arrêtée ainsi qu'il suit la liste des localités dans lesquelles le prix de la visite à domicile sera transitoirement réduit à 1 fr. 50 :

Aisne : Bohain, Saint-Quentin ; *Meurthe-et-Moselle* : Lunéville ; *Nord* : Anzin, Armentières, Denain, Dunkerque, Hautmont, la Madeleine-lez-Lille, le Cateau, Lille, Maubeuge, Roubaix, Tourcoing, Wattrelos ; *Pas-de-Calais* : Arras, Boulogne-sur-Mer, Hénin-Liétard, Saint-Omer.

Art. 3. — Est arrêtée ainsi qu'il suit la liste des localités dans lesquelles le prix de la visite à domicile sera transitoirement fixée à 2 fr. :

Ain : Sathonay ; *Ardennes* : Dom-le-Mesnil, Flize, Haybes ; *Aude* : Saint-Laurent-de-la-Cabrerisse ; *Drôme* : Anneyron, Bourdeaux, Montmeyran, Moras, Saint-Sorlin ; *Eure* : Broglie, Brosville, Bourth, Breteuil-sur-Iton, Charleval, Claville, Conteville, Épaignes, Francheville, Gaillon, la Croix-Saint-Leuffroy, la Ferrière-sur-Risle, Mainneville, Rugles, Sainte-Barbe-sur-Gaillon, Saint-Pierre-de-Bailleul, Tillières-sur-Avre, Verneuil ; *Eure-*

ART. 5. — Le prix de la visite est triple lorsque, dans les cas graves et pressants, elle doit avoir lieu entre neuf heures du soir et six heures du matin.

ART. 6. — Lorsque la visite doit être suivie d'une surveillance prolongée dans l'éventualité de complications menaçant la vie, chaque demi-heure de surveillance équivaut à une visite en plus dans la limite d'un maximum de cinq visites.

ART. 7. — Lorsque, dans des cas graves et pressants, un confrère doit être appelé en consultation, le prix de la consultation équivaut au prix de quatre visites, tant pour le médecin traitant que pour le médecin appelé en consultation.

ART. 8. — Donne lieu à une indemnité kilométrique toute visite au domicile du blessé qui ne peut se déplacer sans inconvénient pour sa santé et exigeant un déplacement du médecin dans une commune qu'il ne visite pas régulièrement ou dans laquelle il ne donne pas de consultations à jours fixes. Même dans ce cas, l'indemnité est due s'il y a lieu à un déplacement spécial d'urgence.

Cette indemnité est calculée par kilomètre parcouru, en allant et en revenant, entre la limite de la commune de la résidence du médecin et la mairie de la commune où est traité le blessé, à raison de : 1° 20 centimes, si le transport a été effectué en chemin de fer ; 2° 40 centimes, si le transport a eu lieu autrement.

Elle ne peut toutefois excéder l'indemnité attribuable au médecin le plus rapproché.

Elle est *réduite des trois quarts*, lorsque le médecin utilise son passage dans la résidence du blessé sans se déplacer exclusivement pour lui.

Elle est *majorée de moitié*, lorsque la visite doit être faite d'urgence entre neuf heures du soir et six heures du matin.

---

el-Loir : Toury ; *Gironde* : Ambès, Cestas, Gauriac, Gradignan ; *Indre-et-Loire* : Ballan, Esvres, Fondettes, Joué-lès-Tours, Monnaie, Montbazon, Noizay, Reugny, Rochecorbon, Saint-Martin-le-Beau, Saint-Paterne, Sorigny, Veigné, Vernou-sur-Brenne, Vouvray ; *Isère* : Allevard, Barraux, Chapareillan, Crolles, Décines-Charpieu, Domène, Goncelin, le Péage-de-Roussillon, le Touvet, Meyzieux, Pont-Évêque, Saint-Ismier ; *Loire* : Maclas, Neulize, Pélussin, Saint-Martin-d'Estréaux, Saint-Symphorien-de-Lay, Villars ; *Haute-Loire* : Dunières ; *Loiret* : Arthenay, Chaingy, Chambon, Ingré, la Chapelle-Saint-Mesmin, Ligny-le-Ribault, Marcilly, Menestreau-en-Villette, Saint-Jean-de-la-Ruelle ; *Oise* : Balagny-sur-Thérain, Bury, Chantilly, Froissy, Hermes, Laigneville, Morienval, Mouy, Nogent-les-Vierges, Romu, Rully, Saint-Leu-d'Esserent, Saint-Maximin, Sacy-le-Petit, Verneuil ; *Orne* : Mortagne ; *Rhône* : Anse, Aveizes, Belleville-sur-Saône, Brou, Cublize, Denicé, Fontaines-sur-Saône, la Mulatière, Lajatasse, Neuville-sur-Saône, Sainte-Colombe, Sainte-Foy-lès-Lyon, Saint-Fons, Saint-Genis-Laval, Saint-Jean-d'Ardières, Saint-Lager, Tizy, Thurins, Vaulx-en-Velin, Vénissieux ; *Saône-et-Loire* : Beaubery, Bois-Sainte-Marie, Bourbon-Lancy, Chalmont, Charolles, Chassigny-sur-Dun, Chauffailles, Chenay-le-Châtel, Ciry-le-Noble, Coublanc, Cronat, Fleury-la-Montagne, Génelard, Gibles, Gueugnon, Iguerande, Joncy, la Chapelle-sous-Dun, la Clayette, la Motte-Saint-Jean, Ligny-en-Brionnais, Marcigny, Mélay, Martigny-le-Comte, Neuvy-Grand-Champ, Oyé, Ozolles, Palinges, Paray-le-Monial, Perrecy-les-Forges, Poisson, Pouilloux, Riguy-sur-Arroux, Saint-Agnan, Saint-Bonnet-de-Cray, Saint-Bonnet-de-Joux, Saint-Christophe-en-Brionnais, Saint-Julien-de-Civry, Saint-Maurice-lès-Châteauneuf, Salornay-sur-Guye, Semur-en-Brionnais, Sanvignes, Senozan, Toulon-sur-Arroux, Uxeau, Vendenesse-sur-Arroux, Vendenesse-lès-Charolles, Verosvre ; *Savoie* : la

ART. 9. — Le certificat médical initial constatant sommairement la nature de la blessure et le pronostic probable donne droit à une indemnité spéciale de 2 francs.

En cas de blessures multiples, ou bien de contusions ou brûlures, portant sur le thorax, l'abdomen ou la tête, le certificat initial descriptif de l'état du blessé donne droit à une indemnité spéciale de 5 francs.

Le certificat final descriptif, constatant l'état du blessé après la consolidation de la blessure, donne droit à une indemnité spéciale de 5 francs.

Le certificat par lequel le médecin indique, dans sa dernière consultation, la guérison du blessé, ne donne pas lieu à indemnité spéciale.

ART. 10. — Les soins médicaux et opérations de petite chirurgie donnent droit, en sus du prix de la consultation ou de la visite, aux allocations spécifiées ci-après :

A. — *Allocation correspondant au prix d'UNE visite ou d'une consultation*

1. Pointes de feu.
2. Cautères.
3. Sangsues.
4. Ventouses.
5. Avulsion de dent sans anesthésie.
6. Cathétérisme évacuateur répété.
7. Séance de massage de la main ou du pied par le médecin traitant.

B. — *Allocation correspondant au prix de DEUX visites ou consultations*

1. Ouverture d'abcès superficiel.
2. Suture simple.
3. Anesthésie locale.
4. Ablation d'esquilles ou pointes osseuses.
5. Ablation d'ongles semi-détachés.
6. Ablation de parties condamnées.
7. Pansement antiseptique complet, pansement hémostatique ou grands bandages compressifs.
8. Injections hypodermiques.
9. Cautérisations profondes.
10. Séance complète de massages autres que ceux de la main ou du pied par le médecin traitant.
11. Séance complète d'électrisation par le médecin traitant au moyen d'appareils portatifs.

Rochette ; *Seine* : Antony, Bry-sur-Marne, Châtillon, Créteil, Épinay, Sceaux ; *Seine-Inférieure* : Argueil, Aumale, Blangy, Croissy-sur-Andelle, Dampierre, Ferrières, Forges-les-Eaux, Foucarmont, Gaillefontaine, Gournay, la Feuillie, le Houlme, Londinières, Maromme, Neufchâtel, Réalcamp, Saint-Saëns ; *Seine-et-Marne* : Brie-Comte-Robert, Chartrettes, Cesson, Grisy, Suisnes, Ozouer-le-Voulgis ; *Seine-et-Oise* : Ablon, Andrésy, Angerville, Arpajon, Athis-Mons, Auvers-sur-Oise, Beynes, Bougival, Brunoy, Carrières-sur-Seine, Chars, Chatou, Croissy-sur-Seine, Dampierre, Dourdan, Forges-les-Bains, Garancières, Garches, Gif, Herblay, Jouy-en-Josas, la Ville-du-Bois, le Chesnay, Limours, l'Isle-Adam, Louveciennes, Mandres, Méry-sur-Oise, Montesson, Montlhéry, Mours, Neauphle-le-Château, Orsay, Orgerus, Palaiseau, Pierrelaye, Presles, Saint-Chéron, Savigny-sur-Orge, Thoiry, Vaucresson, Verrières-le-Buisson, Villiers-sur-Marne, Vigny ; *Deux-Sèvres* : Coulonges-sur-l'Autize, Mauzé-Thouarsais, Thénezay ; *Var* : Saint-Zacharie ; *Vendée* : Angles, Nieuil-sur-l'Autize, Vouvant ; *Vienne* : Bouresse, Chaunay, la Roche-Posay, Leudoltre, Loudun, Lhommaizé, Saint-Léger-de-Montbrillais, Sommières-du-Clain ; *Vosges* : Vittel.

12. Extraction facile de corps étrangers sous la peau.

13. Toucher vaginal et examen au spéculum.

14. Toucher rectal.

15. Répétition de la pose de petits appareils plâtrés ou silicatés au-dessous du genou ou du coude.

16. Injection de sérum physiologique.

Note. — Lorsque le traitement d'une plaie exigera au cours d'une même visite ou consultation, plusieurs des opérations suivantes: ablation d'esquilles, de pointes osseuses, d'ongles semi-détachés, de parties condamnées, ces opérations ne seront pas comptées distinctement et il ne sera alloué que l'honoraire afférent à l'une d'elles.

C. — *Allocation correspondant au prix de* TROIS *visites ou consultations.*

1. Pansement de brûlures, gangrènes, vastes traumatismes, de larges plaies post-opératoires, y compris les ablations nécessaires.

2. Pansement intra-utérin.

3. Hémostase par ligature au fond d'une plaie.

4. Saignée.

5. Opération de diagnostic nécessitant un outillage et une technique spéciaux : otoscopie, rhinoscopie, laryngoscopie, ophtalmoscopie.

6. Contention de fractures simples des côtes, de l'omoplate, du sternum, des os du crâne, etc., quand elle n'exige pas d'intervention spéciale et en dehors de toute complication.

D. — *Allocation correspondant au prix de* CINQ *visites ou consultations.*

1. Réunion par sutures multiples.

2. Traitement de l'asphyxie.

3. Évacuation de foyers sanguins ou purulents par larges débridements et drainages.

4. Pansement de brûlures graves ou étendues.

5. Extraction facile de corps étrangers des cavités naturelles.

6. Taxis sans anesthésie par les méthodes de douceur.

7. Injections sous-cutanées de sérums antimicrobiens et antitoxiques, y compris le traitement des accidents locaux consécutifs.

8. Lavage de la plèvre, lavage de la vessie avec cathétérisme.

9. Réduction facile de luxations cédant aux méthodes de douceur.

10. Réduction et contention des fractures simples des doigts, des orteils, des métacarpiens et métatarsiens.

11. Répétition de pose d'appareils plâtrés ou silicatés pour les parties du corps autres que celles visées au n° 15 du groupe B.

12. Greffes épidermiques.

E. — *Allocation correspondant au prix de* DIX *visites ou consultations.*

1. Anesthésie générale.

2. Ponctions dans les diverses cavités suivies ou non d'injection.

3. Réduction des luxations, ne cédant pas aux méthodes de douceur, du poignet, du maxillaire inférieur, de la rotule sans délabrement.

4. Réduction des fractures simples du corps de l'humérus, du cubitus, du radius, de la clavicule.

5. Réduction des fractures simples du maxillaire inférieur.

6. Amputation d'un doigt ou d'un orteil.

7. Extirpation d'hématomes, de corps étrangers enkystés ou de petites bourses séreuses enflammées.

ART. 11. — Les opérations de grande chirurgie donnent droit, en sus du prix de la consultation ou de la visite, aux allocations spécifiées ci-après :

F. — Allocation de 20 francs, 25 francs ou 35 francs, suivant que le prix de la visite pour la localité est respectivement de 1 fr. 50, 2 francs ou 2 fr. 50.

1. Hématocèle vaginale.

2. Réduction des fractures du péroné.

3. Ligature de la radicale, cubitale, humérale, faciale ou temporale.

G. — Allocation de 25 francs, 30 francs ou 40 francs, suivant que le prix de la visite pour la localité est respectivement de 1 fr. 50, 2 francs ou 2 fr. 50.

1. Curetage utérin.

2. Ténotomie, comprenant la suture des tendons superficiels du poignet, de la main, du pied ou du cou-de-pied.

3. Périnéorraphie n'intéressant pas le sphincter de l'anus.

4. Trépanation simple du crâne.

5. Réduction des fractures intra ou juxta-articulaires du poignet ou des os de la face.

H. — Allocation de 30 francs, 40 francs ou 55 francs, suivant que le prix de la visite pour la localité est respectivement de 1 fr. 50, 2 francs ou 2 fr. 50.

1. Urétrotomie externe ou interne.

2. Accouchements d'origine traumatique sans complication.

3. Arthrotomie du carpe, du métacarpe, du poignet, du cou-de-pied, du coude, du genou.

4. Ligature des tibiales et péronières, de la poplitée, fémorale, linguale, des carotides, des artères palmaires et plantaires.

5. Empyème simple.

I. — Allocation de 40 francs, 55 francs ou 75 francs, suivant que le prix de la visite pour la localité est respectivement de 1 fr. 50, 2 francs ou 2 fr. 50.

1. Réduction des fractures du corps du fémur et du tibia, du genou, du cou-de-pied, de la rotule, de la colonne vertébrale, du bassin.

2. Amputation du bras.

3. Ligature de l'axillaire, de la sous-clavière.

J. — Allocation de 60 francs, 75 francs ou 100 francs, suivant que le prix de la visite pour la localité est respectivement de 1 fr. 50, 2 francs ou 2 fr. 50.

1. Trachéotomie sans complication.

2. Kélotomie sans complication.

3. Opération sur le rein après blessure ou déchirure de l'organe.

4. Réduction des fractures des deux os de la jambe.

5. Arthrotomie de l'épaule, de la hanche.

6. Désarticulation du carpe, du métacarpe, du poignet, du pied, du cou-de-pied, du coude, du genou.

7. Amputation de l'avant-bras, de la jambe.

8. Laparatomie exploratrice.

K. — Allocation de 75 francs, 100 francs ou 130 francs, suivant que le prix de la visite pour la localité est respectivement de 1 fr. 50, 2 francs ou 2 fr. 50.

1. Désarticulation de l'épaule.

2. Ligature de l'iliaque externe.

L. — Allocation de 110 francs, 150 francs ou 200 francs, suivant que le prix de la visite pour la localité est respectivement de 1 fr. 50, 2 francs ou 2 fr. 50.

1. Désarticulation de la hanche.

2. Amputation de la cuisse.

ART. 12. — Les opérations suivantes donnent lieu, suivant les cas, aux allocations dont le minimum et le maximum sont déterminés ci-après :

1. Curetage et grattage des os, de 25 à 40 francs.

2. Évidement et trépanation des os, de 40 à 75 francs.

3. Sections et sutures des nerfs ou des tendons autres que ceux prévus au n° 2 du groupe G, de 40 à 75 francs.

4. Hématocèle intra-utérine, de 40 à 75 francs.

5. Réduction des fractures des os du crâne, de 40 à 75 francs.

6. Réductions des luxations ayant nécessité l'emploi des appareils et des méthodes de force, du pouce, de l'épaule, du cou-de-pied, du genou, de 40 à 125 francs.

7. Grands phlegmons et abcès profonds, de 55 à 75 francs.

8. Empyème avec résection costale, de 55 à 100 francs.

9. Autoplasties, de 55 à 100 francs.

10. Réduction des fractures intra ou extra-articulaires de l'épaule, du coude, de la hanche, de 55 à 100 francs.

11. Opérations après rupture de l'urètre, de 75 à 100 francs.

12. Résections articulaires du carpe, du métacarpe, du poignet, du pied, du cou-de-pied, du coude, du genou, de 75 à 100 francs.

13. Trachéotomie compliquée, de 75 à 125 francs.

14. Laparatomie suivie d'opérations sur les viscères abdominaux, de 75 à 150 francs.

15. Kélotomie avec complications (anus contre nature, résection de l'intestin, etc.), de 75 à 150 francs.

16. Périnéorraphies autres que celles visées au n° 3 du groupe G, de 75 à 150 francs.

17. Réduction des luxations — ayant nécessité l'emploi des appareils et des méthodes de force — du coude, de la hanche, de 75 à 150 francs.

18. Résections articulaires de l'épaule, de la hanche, de 75 à 150 francs.

19. Opération d'estlander, de 100 à 150 francs.

20. Trépanation compliquée du crâne, volet crânien, de 100 à 150 francs.

Dans l'allocation afférente à toute réduction de luxation ou de fracture se trouve comprise la pose du premier bandage contentif ou du premier appareil plâtré ou silicaté, s'il y a lieu.

ART. 13. — Pour les interventions de grande chirurgie, la rémunération de tout aide (docteur en médecine ou officier de santé) est fixée au quart du prix de l'opération, sans que, quel que soit le nombre des aides, leur rémunération totale puisse dépasser la moitié de ce prix.

ART. 14. — Lorsque, sur l'avis écrit du médecin traitant, le blessé doit s'adresser à un médecin spécialiste, il y a lieu à attribution des honoraires ci-après :

A. — *Médecins oculistes.*

1. Examen du blessé, y compris un pansement simple, 3 francs.

2. Extraction d'un corps étranger superficiel, y compris un autre pansement, 5 francs.

3. Extraction d'un corps étranger de la cornée avec kératite, y compris quatre autres pansements, 35 francs.

4. Opération de moyenne importance sur la cornée, la sclérotique, l'iris (sutures cornéennes, autoplastie conjonctivale, ulcères infectieux, excision de prolapsus iridiens, opérations sur les voies lacrymales et les paupières, discision de cataractes secondaires, etc.), y compris quatre autres pansements, 35 francs.

5. Opérations sérieuses (cataractes traumatiques, extraction de corps étrangers du corps vitré, du cristallin, énucléation, éviscération, iridectomie, etc.), y compris quatre autres pansements, 75 francs.

(Au delà de cinq pansements, chacun est compté pour 3 francs, sans que e nombre des pansements supplémentaires puisse dépasser vingt.)

B. — *Médecins, oto-rhino-laryngologistes.*

1. Examen du blessé, y compris un pansement simple, 5 francs.

2. Examen complet de l'audition, 10 francs.

3. Tamponnement antérieur des fosses nasales, 5 francs.

4. Tamponnement antéro-postérieur des fosses nasales, 20 francs.

5. Ablation simple, sans opération, d'un corps étranger de l'oreille, des fosses nasales, du pharynx, 10 francs.

6. Ablation par voie endolaryngée d'un corps étranger du larynx, 20 francs.

7. Ablation chirurgicale d'un corps étranger de l'oreille, du nez (par décollement de l'oreille externe, opération de Rouge ou analogue), 60 francs.

8. Ablation chirurgicale d'un corps étranger du larynx par laryngotomie ou trachéotomie, trépanation de l'apophyse mastoïde, 75 francs.

ART. 15. — Les allocations dues en vertu du présent arrêté font l'objet d'une note d'honoraires signée du médecin traitant et contenant :

1° Les nom et adresse du médecin traitant ;

2° Les nom et adresse du blessé ;

3° Les nom et adresse du chef d'entreprise ;

4° La date de l'accident ;

5° La commune où le blessé a été soigné ;

6° S'il y a lieu, la distance kilométrique entre la mairie de la commune où le blessé a été soigné et la limite de la commune où réside le médecin ;

7° L'indication dans leur ordre chronologique et avec leurs dates, des certificats, consultations, visites, interventions, ainsi que des circonstances (visites de nuit, à heure fixe, indemnités de déplacement, etc.), qui peuvent en modifier le prix ;

8° La dénomination exacte des opérations d'après le tarif (avec explication du prix fixé, au cas où le tarif comporte un maximum et un minimum);

9° L'indication, s'il y a lieu, des fréquences de visites ou consultations et de tout ce qui, dans le traitement, a pu présenter un caractère anormal.

10° Le total des honoraires.

TITRE II
FRAIS PHARMACEUTIQUES

ART. 16. — Le tarif de frais pharmaceutiques visé par l'article 4 de la loi du 9 avril 1898 est fixé pour le département de la Seine et pour les autres départements tel qu'il est annexé au présent arrêté (1).

Paris, le 30 septembre 1905.

Le Ministre du Commerce, de l'Industrie,
des Postes et des Télégraphes,

F. DUBIEF.

---

(1) Ce tarif a été modifié par l'arrêté du 29 décembre 1911 qui entrera en vigueur le 1er juillet 1912.

Il ne nous paraît pas nécessaire de donner ce tarif qui n'a d'utilité que pour les pharmaciens. Il a cependant semblé utile de transcrire le tarif des manipulations pour les préparations magistrales, celui des analyses diverses et le prix des objets de pansement.

I. — TARIF DES MANIPULATIONS POUR LES PRÉPARATIONS MAGISTRALES

1º EMPLATRES SUR PEAU OU SUR SPARADRAP.

Le produit de la longueur d'un emplâtre, multipliée par sa largeur, donne sa surface en centimètres carrés, et c'est d'après la dimension de cette surface que les emplâtres sont taxés, conformément au tableau ci-dessous.

Le prix de la peau ou du sparadrap et celui de la masse emplastique qui sert à confectionner l'emplâtre se trouvent compris dans les prix indiqués par ce tableau.

DÉNOMINATION DES EMPLATRES DIVISÉS EN CATÉGORIES	CENTIMÈTRES CARRÉS DE SURFACE	NOUVEAUX PRIX (à partir du 1er juillet 1912)
1re catégorie Emplâtres de ciguë, des quatre fondants, du pauvre homme, de thapsia, de thériaque, de savon camphré, vésicatoire, de Vigo...........................	De 1 à 10 — 11 — 25 — 26 — 50 — 51 — 75 — 76 — 100 — 101 — 150 — 151 — 200 — 201 — 300 — 301 — 400	0 fr. 15 0 25 0 40 0 60 0 70 0 80 1 10 1 40 1 60
2e catégorie Emplâtres de poix de Bourgogne, céroène, diachylum, diapalme, de savon	De 1 à 50 — 51 — 100 — 101 — 200 — 201 — 300 — 301 — 400 — 401 — 500	0 fr. 30 0 50 0 75 1 10 1 40 1 70
3e catégorie Emplâtres avec extraits (de ciguë, de belladone, etc.).....................	On établit le prix en ajoutant le prix des substances employées au prix d'un emplâtre de même surface et de la 1re catégorie. S'il y a plusieurs extraits, on ajoute un prix de manipulation de 0,25. (Dans l'ancien tarif, ce supplément de 0,25 n'était pas prévu.	
4e catégorie Emplâtres ou mouches d'opium........	On calcule le prix de l'extrait d'opium et on l'augmente d'un prix fixe de manipulation de 0 fr. 25. (Dans l'ancien tarif, 0,20).	

Les emplâtres sont divisés en quatre catégories, suivant la valeur de la masse emplastique.

Si l'emplâtre doit être saupoudré, recouvert ou arrosé d'une substance quelconque, on ajoute au prix fixé par le tableau le prix de cette substance, plus 10 centimes pour cette manipulation spéciale.

Une bordure de diachylum augmente d'un quart le prix de l'emplâtre. Lorsque l'emplâtre est composé de plusieurs masses emplastiques, on ajoute un prix de manipulation de 25 centimes.

2° COLLUTOIRES, COLLYRES, GARGARISMES, INJECTIONS, LAVEMENTS, LINI-MENTS, LOOCHS *composés*, LOTIONS, MIXTURES, POTIONS, SIROPS *composés*, SOLUTIONS, VINS *composés*.

Pour établir le prix de ces préparations on fait d'abord le total de l'indemnité fixe et des prix de chacune des substances qui entrent dans leur composition, et l'on y ajoute un prix fixe de manipulation de 25 centimes (ancien tarif o fr. 20), mais seulement dans les cas où l'emploi (simultané ou non) du mortier, ou du feu, ou du filtre est nécessaire. Ce prix n'est pas ajouté lorsque la préparation comporte déjà un prix de manipulation pour décoction, évaporation, infusion, lixiviation ou macération.

3° ÉLECTUAIRES, ÉMULSIONS, GLYCÉROLÉS, OPIATS, POMMADES, POUDRES composées.

Les prix de ces préparations sont établis en ajoutant à l'indemnité fixe et au prix des substances, un prix proportionnel de manipulation fixé par le tableau ci-contre..........

Jusqu'à	100 gr.	o 30
De 101 à	250 gr.	o 40
De 251 à	500 gr.	o 60
De 501 à	1,000 gr.	o 90

S'il y a porphyrisation, il est ajouté une taxe supplémentaire de 20 centimes.

La mise en *tubes d'étain* de ces préparations est comptée 40 centimes, tube compris.

4° DÉCOCTIONS, ÉVAPORATIONS (1), INFUSIONS, LIXIVIATIONS, MACÉRATIONS

Les prix des décoctions, des évaporations, des infusions, des lixiviations et des macérations sont établis en ajoutant à l'indemnité fixe et au prix des substances, un prix proportionnel de manipulation fixé par le tableau ci-contre......

Jusqu'à	100 gr.	o 25
De 101 à	250 gr.	o 30
De 251 à	500 gr.	o 50
De 501 à	1,000 gr.	o 70

5° STÉRILISATION.

1. — La stérilisation d'un liquide par ébullition prolongée est fixée d'après la règle suivante :

Pour toute quantité égale ou inférieure à 100 grammes............ o 30
Pour toute quantité égale ou supérieure à 100 grammes............ o 50
2. — Stérilisation à l'autoclave................ 1 (ancien tarif 0,70)

NOTA. — A défaut d'indication spéciale, la taxe de stérilisation par ébullition prolongée est applicable à toutes les injections hypodermiques.

6° BOLS, GRANULES, PAQUETS ET PILULES.

La division d'une poudre en paquets et la division d'une masse pilulaire en granules ou en pilules sont réglées comme il suit, d'après le nombre de granules, de paquets ou de pilules :

---

(1) Pour les évaporations, la taxe porte sur la quantité de liquide évaporé.

De 1 à 10, 3 centimes le granule, le paquet ou la pilule, en outre de l'indemnité fixe et du prix des substances (ancien tarif : 2 centimes).

A partir du 11e, 2 centimes le granule, le paquet ou la pilule, en outre de l'indemnité fixe et du prix des substances (ancien tarif : 1 cent. 5).

1er exemple : Pour la préparation de huit pilules, on compte huit fois 3 centimes, c'est-à-dire 24 centimes, qu'on ajoute à l'indemnité fixe et au prix des substances.

2e exemple : Pour la préparation de seize pilules, on compte pour les dix premières, dix fois 3 centimes ou 30 centimes, et, pour les six autres, six fois 2 centimes ou 12 centimes, ce qui donne le total de 42 centimes, qu'on ajoute à l'indemnité fixe et au prix des substances.

Si la substance mise en paquets est une poudre composée, on ajoute, pour rémunérer la manipulation nécessitée par la préparation de cette poudre, une somme de 25 centimes au chiffre obtenu par le calcul ci-dessus.

Il est également ajouté un prix de manipulation de 25 centimes pour la préparation de toute masse pilulaire.

Si les pilules doivent être argentées, le prix de manipulation ci-dessus est augmenté de 1 centime par pilule ; il est doublé si elles doivent être enrobées, et triplé si elles doivent être kératinisées.

La préparation des *bols* est taxée comme celle des pilules argentées.

7º CACHETS, PASTILLES ET TABLETTES.

La division d'une poudre en cachets médicamenteux est réglée comme il suit, d'après le nombre de cachets :

De 1 à 10, 4 centimes le cachet, en outre de l'indemnité fixe et du prix des substances, mais y compris la valeur des rondelles de pain azyme. (ancien tarif : 3 cent.).

A partir du 11e, 3 centimes le cachet, en outre de l'indemnité fixe et du prix des substances, mais y compris la valeur des rondelles de pain azyme (ancien tarif : 2 cent.).

Si la substance mise en cachets est une poudre composée, on ajoute, pour rémunérer la manipulation nécessitée par la préparation de cette poudre, une somme de 25 centimes (ancien tarif : 20 cent), au prix obtenu par le calcul ci-dessus.

La préparation des pastilles ou tablettes, d'après une formule spéciale, est comptée comme celle des cachets.

8º CAPSULES.

Le prix de manipulation pour les capsules gélatineuses préparées sur ordonnance spéciale est égal à trois fois le prix établi pour les cachets.

9º NUMÉRATION DES GOUTTES.

Lorsqu'une préparation renferme un ou plusieurs liquides dont la dose est prescrite *en gouttes* et non en poids, il est alloué un prix de manipulation de 10 centimes pour chaque substance dont les gouttes doivent être comptées, sans que ce prix puisse dépasser 25 centimes.

10º AMPOULES STÉRILISÉES.

Pour établir le prix de ces ampoules, lorsqu'elles sont préparées sur ordonnance spéciale, on additionne l'indemnité fixe, le prix des substances, et l'on ajoute un prix de manipulation de 30 centimes par ampoule pour les dix premières et de 25 centimes pour les suivantes (ancien tarif : 20 cent).

Voir au tarif le prix des ampoules de formule courante.

11° ANALYSE D'URINE.

Recherche qualitative du sucre, de l'albumine ou de la bile, avec indication de la densité et des autres caractères physiques de l'urine.   3 fr.

(Cette somme de 3 fr. est allouée aux pharmaciens, même dans les cas où il y a lieu d'exécuter l'un ou l'autre des dosages taxés dans la colonne ci-après.)

	TARIF	
	nouveau	ancien
Examen microscopique du sédiment....................	3 fr.	2 fr.
Dosage des éléments anormaux :		
Sucre	3 fr.	2 fr.
Albumine	3 fr.	2 fr.
Dosage des éléments normaux :		
Urée	3 fr.	2 fr.
Acide urique.....................................	3 fr.	2 fr.
Chlorures	3 fr.	2 fr.
Phosphates	3 fr.	2 fr.

Analyse complète : 15 fr. (ancien tarif : 10 fr.).

12° ANALYSE BACTÉRIOLOGIQUE : 15 fr. (ancien tarif : 10 fr.).

13° INDEMNITÉ DE NUIT : 1 fr. 50 en plus du prix des médicaments.

NOTA. — Pour ne pas introduire de fractions de 5 centimes dans les mémoires, on les néglige quand elles sont inférieures à 3 centimes, et 3 ou 4 centimes se comptent comme 5 centimes.

Lorsqu'une substance (autre que l'eau distillée) ne comporte pas d'indemnité fixe, son prix ne peut être inférieur à 10 centimes.

OBJETS DE PANSEMENT

DÉSIGNATION	QUAN-TITÉS divers.	PRIX							NUMÉR. de référence au barème
		Larg. o m. 05	Larg. o m. 07	Larg. o m. 10	500 gr.	250 gr.	125 gr.	50 gr.	
Attelles en bois, longueur o m. 30	0, 75	—	—	—	—	—	—	—	—
Attelles en bois, longueur o m. 50	1 »	—	—	—	—	—	—	—	—
Ettelles en bois, longueur o m. 75	1 25	—	—	—	—	—	—	—	—
Bandes de gaze hydrophile	5 mèt.	o 50	o 60	o 70	—	7 25	4 »	1 80	35
Bandes de tangeps	—	o 40	o 50	o 60	—	4 80	2 65	1 20	32
Bandes de tarlatane	—	c 40	o 50	o 60	—	4 80	2 65	1 20	32
Bandes de tarlatane phéniquée	—	o 50	o 60	o 70	—	—	—	—	—
Bandes de toile	—	1 »	1 30	1 80	—	2 50	1 40	o 65	25
Bandes de crépon (filet bleu)	la band	1 10	1 40	1 80	—	—	—	—	—
Bandes de crépon (filet rouge)	—	1 30	1 70	2 30	—	—	—	—	—
Bandes de flanelle	5 mètr.	2 »	2 50	3 »	—	—	—	—	—
Catgut non préparé .... l'écheveau.	—	o 75	—	—	—	—	—	—	—
Catgut stérilisé .... le tube.	2 m. 50	4 »	—	—	—	—	—	—	—
Compresses de gaze moyennes	les 10	3 »	—	—	—	—	—	—	—
Compresses de toile	—	—	—	—	—	2 50	1 40	6 05	25

OBJETS DE PANSEMENT (Suite)

DÉSIGNATION	QUANTITÉS divers.	PRIX	Kilo.	500 gr.	250 gr.	125 gr.	50 gr.	NUMÉR. de référence au barème
Coton ordinaire cardé	la feuil.	0 10	—	—	—	—	—	—
Coton ordinaire cardé	0 m. 50	0 40	—	2 »	1 25	0 70	0 40	—
Coton ordinaire cardé	1 mètr.	0 75	—	—	—	—	—	—
Coton hydrophile	—	—	5 »	2 75	1 50	0 75	0 40	—
Coton hydrophile (par divisions) (1)	—	—	5 50	3 »	1 75	0 90	0 50	—
Coton hydrophile stérilisé en récipients hermétiquement clos	—	—	—	—	—	3 »	1 75	—
Coton boriqué.....	—	—	—	—	—	1 25	0 70	—
Coton iodé.....	—	—	—	—	—	5 »	2 20	37
Coton iodoformé à 4 p. 100	—	—	—	—	—	3 »	1 50	—
Coton phéniqué	—	—	—	—	—	1 50	0 75	—
Coton salicylé	—	—	—	—	—	1 75	1 »	—
Coton au salol	—	—	—	—	—	1 75	1 »	—
Coton au sublimé	—	—	—	—	—	1 50	0 75	—

(1) Divisions couramment employées dans le commerce des objets de pansement.

DÉSIGNATION	QUANTITÉS divers.	PRIX	NUMÉR. de références au bar.
Crins de Florence non stérilisés	les 12	0 75	—
Crins de Florence non stérilisés	les 25	1 25	—
Crins de Florence stérilisés. Le tube	de 12	2 »	—
Crins de Florence stérilisés. Le tube	de 25	2 50	—
Crins de Florence stérilisés. Le tube	de 50	3 »	—
Drains en caoutchouc, sans préparation	le mètr.	1 50	—
Drains en caoutchouc stérilisés. Le flac. de	0 m. 20	3 50	—
Drap d'hôpital	le mètr.	6 »	—
Fil d'argent pour sutures	le gr.	1 »	—
Gaze hydrophile purifiée. Le paquet de	5 mètr.	2 50	—
Gaze hydrophile. Le paquet de	1 mètr.	0 60	—
Gaze hydrophile aseptique stérilisée, en récipients hermétiquement clos. Flacon ou boîte de	5 mètr.	6 »	—
Gaze hydrophile aseptique stérilisée, en récipient hermétiquement clos. Flacon ou boîte de	1 mètr.	1 80	—
Gaze boriquée. Le paquet de	5 mètr.	3 »	—
Gaze boriquée. Le paquet de	1 mètr.	0 80	—
Gaze iodoformée à 30 p. 100. Le paquet de	1 mètr.	3 »	—
Gaze iodoformée à 30 p. 100. Le paquet de	0 m. 50	1 75	—
Gaze iodoformée à 10 p. 100. Le flacon de	1 mètr.	2 »	—
Gaze phéniquée. Le paquet de	5 mètr.	3 »	—
Gaze phéniquée. Le flacon de	1 mètr.	1 25	—

DÉSIGNATION	QUANTITÉS divers.	PRIX	NUMÉR. de références au bar.
Gaze salicylée. Le paquet de	5 mètr.	3 50	—
Gaze salicylée. Le flacon de	1 mètr.	1 »	—
Gaze au salol. Le paquet de	5 mètr.	4 »	—
Gaze au salol. Le flacon de	1 mètr.	1 25	—
Gaze au sublimé. Le paquet de	5 mètr.	3 »	—
Gaze au sublimé Le flacon de	1 mètr.	0 80	—
Gouttière en toile métallique pour bras coudé	la piéc.	7 50	—
Gouttière en toile métallique pour jambe et pied	—	8 50	—
Gouttière en toile métallique pour cuisse, jambe et pied	—	12 »	—
Laminaires non stérilisées	—	0 75	—
Laminaires stérilisées. Le tube	de 1	1 75	30
Linge fenêtré	—	—	29
Lint pur	1 mètr.	1 75	—
Lint boriqué	—	2 »	—
Mackintosch	—	6 »	—
Mackintosch	0 m. 50	3 50	—
Protective (1 m. sur 0 m. 20)	le roul.	2 »	—
Plâtre préparé. Boîte de	le kilo	1 50	—
Plâtre préparé. Boîte de	500 gr.	1 25	—
Soie plate phéniquée. Boîte de	9 mètr.	1 75	—
Soie stérilisée. Flacon de	9 mètr.	4 »	—

DIFFICULTÉS EN MATIÈRE D'HONORAIRES

En cas de refus de paiement et de contestation d'honoraires, le médecin a le droit d'actionner directement le patron, qu'il ait été choisi par celui-ci ou par l'ouvrier. L'article 4, modifié par la loi du 31 mars 1905, le dit expressément (4e alinéa) : « Les médecins et pharmaciens ou les établissements hospitaliers peuvent actionner directement le chef d'entreprise ». Mais l'ouvrier est seul responsable des frais médicaux entraînés par les soins demandés par lui à un second médecin, à l'insu de son patron, lorsque celui-ci a chargé un premier médecin de traiter le blessé (Tr. de paix de Mantes, 23 février 1903), ou dans le cas où le premier médecin a déclaré le blessé guéri (Tr. de paix de Mâcon, 20 juin 1900). Il en est de même pour les soins demandés sans que le médecin traitant en ait reconnu la nécessité, par exemple pour un massage exécuté par un spécialiste (Tr. de paix, 17e arr. de Paris, 22 octobre 1902). Le médecin ne doit jamais s'adresser à la compagnie d'assurances.

La Cour de cassation a rendu deux importants arrêts au sujet de l'application du tarif des honoraires de médecins et des frais médicaux en général.

Dans un arrêt du 9 avril 1910, elle a décidé que les différentes opérations de massage pratiquées sur plusieurs régions du corps au cours d'une même séance, y compris la main ou le pied, donnaient lieu à l'honoraire prévu pour la séance complète de massages autres que ceux de la main ou du pied (article 10, B. no 10, de l'arrêté) sans que le médecin traitant puisse ajouter à cet honoraire l'honoraire moindre spécialement prévu pour le massage de la main ou du pied. (Même article A, no 7).

Le 15 mai 1911, la Chambre civile, saisie de la question de savoir si le patron était tenu de prendre à sa charge des dépenses de traitement médical, non prévues au tarif de 1905, a répondu à cette question discutée par l'affirmative, considérant que le tarif de 1905 laisse en dehors de ses prévisions les différents moyens curatifs qui, ordonnés par le médecin traitant, ne sont cependant pas mis en œuvre par lui et ne nécessitent pas non plus l'intervention du pharmacien, et que *toutes les dépenses nécessitées par le traitement du blessé doivent cependant demeurer à la charge du chef d'entreprise.*

La juridiction compétente dans le cas de contestation d'honoraires est le tribunal de paix. Cette compétence n'avait pas été indiquée d'une façon formelle dans la première rédaction de la loi. Les tribunaux avaient décidé en sens contraire. Certains tribunaux de paix ou tribunaux civils avaient admis la compétence en dernier ressort du juge de paix, dans toutes les contestations entre le patron et des tiers, comme entre le patron et l'ouvrier ; d'autres n'acceptaient la compétence du juge de paix en dernier ressort que jusqu'à concurrence d'une somme de 200 francs, comme dans toutes les affaires civiles. L'article 15, modifié par la loi du 31 mars 1905, résout toute difficulté en établissant que le « juge de paix connaît des demandes relatives au payement des frais médicaux et pharmaceutiques jusqu'à 300 francs en dernier ressort et à quelque chiffre que ces demandes s'élèvent, à charge d'appel dans la quinzaine de la décision. »

Le payement des honoraires médicaux est garanti par un privilège établi par l'article 23 de la loi sur la généralité des biens du chef d'industrie : « La créance de la victime de l'accident ou de ses ayants droit, relative aux frais médicaux, pharmaceutiques et funéraires, ainsi qu'aux indemnités allouées à la suite de l'incapacité temporaire de travail, est garantie par le privilège de l'article 2101 du Code civil et y sera inscrite sous le n° 6 ». Ce privilège est ainsi rangé après ceux qui sont accordés aux frais de justice, aux frais funéraires, aux frais de la dernière maladie, aux salaires des gens de service, et aux fournitures de subsistances. La garantie établie par les articles 24, 25, 26, pour la rente (fonds spécial de garantie de la Caisse nationale des retraites pour la vieillesse), ne s'applique pas aux frais médicaux (1).

Le demi-salaire alloué à l'ouvrier blessé pendant son incapacité temporaire est considéré comme insaisissable par la

---

(1) Rapport de M. PAULET, *Rec.* 1, p. 285. — Tr. civil de la Seine, 25 avril 1902 et 23 janvier 1903.

jurisprudence. Mais une exception a été faite pour ce qui concernait la somme due pour frais médicaux par le tribunal civil de Bordeaux (28 avril 1902).

L'action en indemnité prévue par la loi de 1898 est prescrite par un an à dater du jour de l'accident (art. 18). Toutefois la prescription n'est pas applicable aux honoraires dus aux médecins pour soins donnés à des victimes d'accidents du travail (Justice de paix de Montivilliers, 11 janvier 1902).

HOSPITALISATION DES BLESSÉS

La première rédaction de l'article 4 n'avait pas réglé les questions relatives à l'hospitalisation. Aussi de nombreuses contestations se sont élevées au sujet des tarifs d'hospitalisation et au sujet du partage des frais d'hospitalisation entre le patron et la victime. Quelques tribunaux, en effet, ont admis la prétention du patron débiteur de l'indemnité journalière de ne payer, en cas d'hospitalisation, que la part correspondant aux frais médicaux, chirurgicaux et pharmaceutiques, à l'exclusion de celle qui représente les frais de subsistance et de séjour à l'hôpital.

D'autre part, l'attribution d'honoraires aux médecins et chirurgiens d'hôpitaux, pour soins donnés aux blessés du travail hospitalisés, a été accordée par certains tribunaux et refusée par d'autres.

Le troisième alinéa du nouvel article 4 (modification du 31 mars 1905) a résolu ces questions en établissant que : « Le chef d'entreprise est seul tenu, dans tous les cas, en outre des obligations contenues en l'article 3, des frais d'hospitalisation qui, tout compris, ne pourront dépasser le tarif établi pour l'application de l'article 24 de la loi du 15 juillet 1893, majoré de 50 o/o, ni excéder jamais 4 francs par jour pour Paris, ou 3 fr. 50 partout ailleurs ». Ce prix de journée a été définitivement fixé, pour Paris, par un arrêté du Ministre de l'Intérieur, à la somme de 3 fr. 50.

Toutefois, la Commission d'Assurance et de prévoyance sociales de la Chambre vient d'adopter le projet de loi relevant à 5 fr. 75 le prix de la journée d'hospitalisation dans les hôpitaux de Paris. Il serait désirable qu'une mesure analogue fût prise pour les hôpitaux de province qui souvent perdent sur l'hospitalisation des blessés du travail, et cela pour le plus grand profit des compagnies d'assurances.

A l'égard des honoraires qui peuvent être attribués aux médecins et chirurgiens des hôpitaux, les Commissions administratives demeurent libres d'introduire dans leurs règlements des dispositions spéciales, établissant les droits de ces médecins et fixant le montant de leurs honoraires. Mais les médecins, dans le cas qui nous occupe, ne peuvent pas actionner directement le chef d'entreprise.

RESPONSABILITÉ DU MÉDECIN

La responsabilité du médecin peut être engagée du fait de certificats délivrés par lui ou de soins donnés par lui à un blessé du travail. Certains jugements, en effet, ont déchargé le patron de la responsabilité de l'aggravation d'une affection traumatique imputable au médecin (Tribunal de paix du Havre. 1er arr., 9 mai 1905 ; Cour de Nîmes, 23 juillet 1902). Le recours de l'ouvrier contre le médecin, en cas de faute lourde de celui-ci, pourrait donc être admis par les Tribunaux.

D'autre part, un jugement du Tribunal civil de Lille (19 avril 1905) décide que le médecin est responsable du préjudice causé à un ouvrier à raison d'un certificat diagnostiquant seulement une incapacité temporaire sans prévision d'incapacité permanente, s'il y a eu de sa part imprudence notoire ou méconnaissance d'éléments que tout homme de l'art doit nécessairement connaître.

Nous devons ajouter, cependant, que les cas analogues sont encore trop rares pour qu'on puisse considérer la jurisprudence comme établie sur ce point.

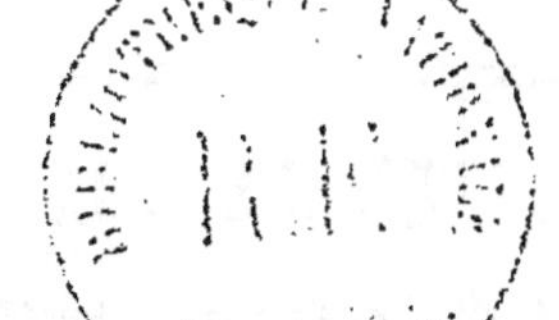

PARIS. IMPRIMERIE E. DESFOSSÉS, 13, QUAI VOLTAIRE. — 51671-4-12.

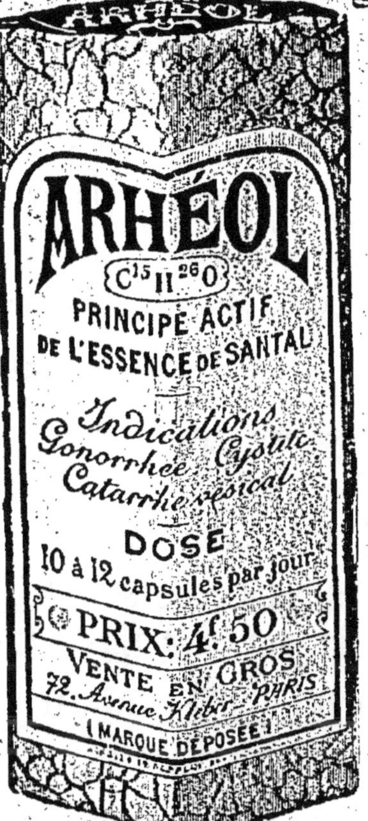
ARHÉOL
C15 H26 O
PRINCIPE ACTIF
DE L'ESSENCE DE SANTAL
Indications
Gonorrhée Cystite
Catarrhe vésical
DOSE
10 à 12 capsules par jour
PRIX: 4f 50
VENTE EN GROS
72, Avenue Kléber, PARIS
(MARQUE DÉPOSÉE)

Arhéol C¹⁵H²⁶O

Principe actif de l'Essence de Santal

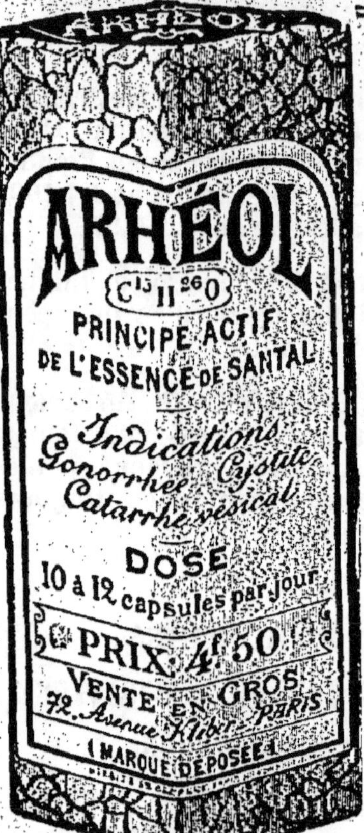

L'Arhéol ($C^{15}H^{26}O$) *est le principe actif* de l'Essence de Santal. C'est un alcool sesquiterpénique, liquide, incolore, stable, bouillant à $+169°$ centigrades, de densité 0,979.

L'Arhéol composé chimiquement défini a des effets thérapeutiques constants.

L'Arhéol (x privatif, ρεω couler), produit pur, n'occasionne jamais les maux de reins provoqués par les impuretés que renferment toujours les essences de Santal.

INDICATIONS :

GONORRHÉE, CYSTITES
CATARRHE VÉSICAL
PYÉLONÉPHRITE, PYÉLITE

DOSE : 10 à 12 Capsules par jour en 3 fois, matin, midi et soir.

PRIX : **4 FR. 50** LE FLACON

RÉCOMPENSES OBTENUES AUX EXPOSITIONS

Hors Concours	PARIS 1900	Grand Premier Prix	SAINT-LOUIS 1904
	LIÉGE 1905		
Membre du Jury	MILAN 1906	Grand Prix . .	BUENOS-AIRES 1910

Hors Concours, Président du Jury { LONDRES 1908 / BRUXELLES 1910 / TURIN 1911

EN VENTE DANS TOUTES LES PHARMACIES

DÉTAIL : Pharmacie VIALA, 14, Avenue des Ternes, PARIS

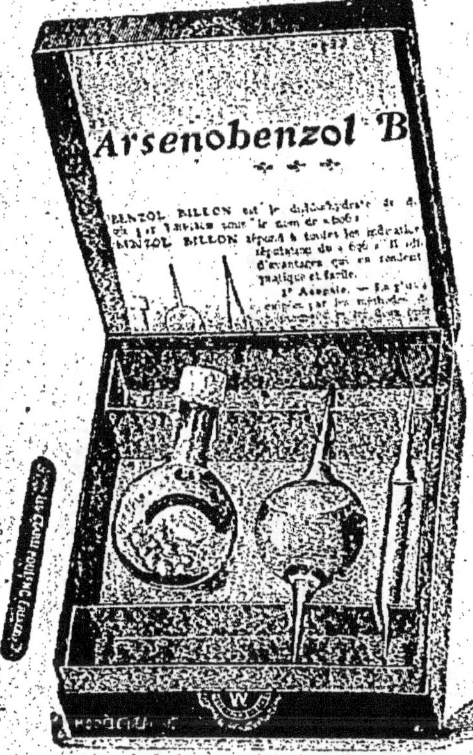

ARSENOBENZOL BILLON

Dichlorydrate de Dioxydiamidoarsenobenzol

Adopté dans les Hôpitaux de Paris

NÉCESSAIRE PRATIQUE

permettant d'obtenir

sans autre appareil

ni réactifs spéciaux

et en quelques minutes

l'émulsion neutre

ou

la solution alcaline

rigoureusement titrée

parfaitement alcaline

BIEN SPÉCIFIER
EN PRESCRIVANT

Boîte** pour **injection intramusculaire
ou ***Boîte** pour **injection intraveineuse***

Prix de chaque boîte : **10** francs.

EN VENTE DANS TOUTES LES PHARMACIES

DÉPOT GÉNÉRAL :

Les Établissements Poulenc Frères

92, Rue Vieille-du-Temple, PARIS.

Arhéol $C^{15}H^{26}O$

Principe actif de l'Essence de Santal

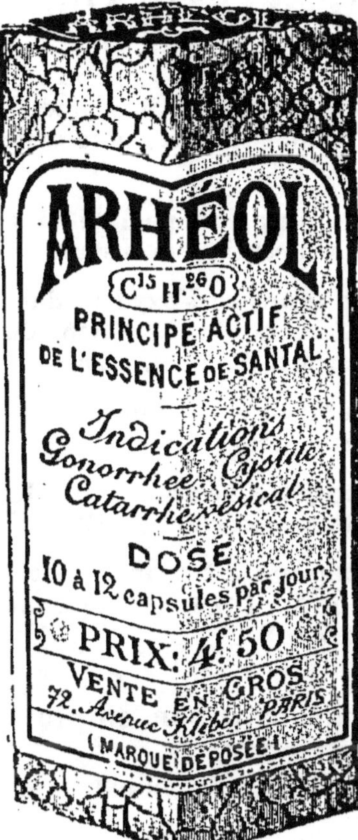

L'Arhéol ($C^{15}H^{26}O$) *est le principe actif* de l'Essence de Santal. C'est un alcool sesquiterpénique, liquide, incolore, stable, bouillant à $+169°$ centigrades, de densité 0,979.

L'Arhéol composé chimiquement défini a des effets thérapeutiques constants.

L'Arhéol (α privatif, ρεω couler), produit pur, n'occasionne jamais les maux de reins provoqués par les impuretés que renferment toujours les essences de Santal.

INDICATIONS:

GONORRHÉE, CYSTITES
CATARRHE VÉSICAL
PYÉLONÉPHRITE, PYÉLITE

DOSE : 10 à 12 Capsules par jour en 3 fois, matin, midi et soir.

PRIX : **4 FR 50** LE FLACON

RÉCOMPENSES OBTENUES AUX EXPOSITIONS

Hors Concours	PARIS 1900	Grand Premier Prix	SAINT-LOUIS 1904
	LIÉGE 1905		
Membre du Jury	MILAN 1906	Grand Prix	BUENOS-AIRES 1910
			LONDRES 1908
Hors Concours, Président du Jury			BRUXELLES 1910
			TURIN 1911

EN VENTE DANS TOUTES LES PHARMACIES

DÉTAIL : Pharmacie VIALA, 14, Avenue des Ternes, PARIS

ARSENOBENZOL BILLON

Dichlorydrate de Dioxydiamidoarsenobenzol

Adopté dans les Hôpitaux de Paris

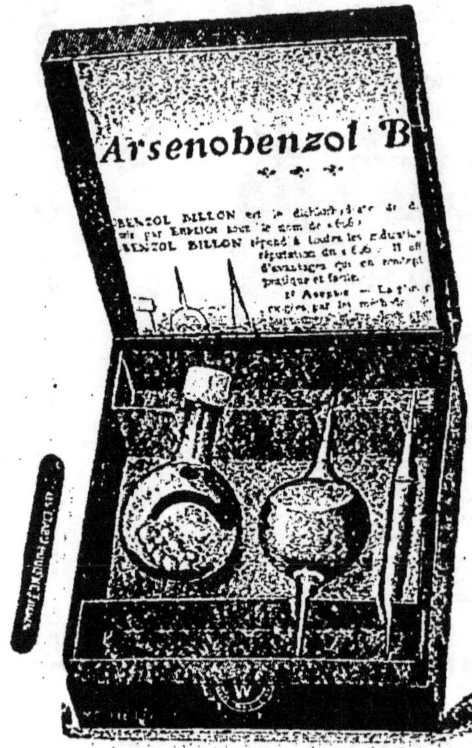

NÉCESSAIRE PRATIQUE

permettant d'obtenir

sans autre appareil
ni réactifs spéciaux
et en quelques minutes

l'émulsion neutre
ou
la solution alcaline

rigoureusement titrée
parfaitement alcaline

BIEN SPÉCIFIER
EN PRESCRIVANT

Boîte* pour *Injection intramusculaire
ou ***Boîte* pour *Injection intraveineuse***

Prix de chaque boîte : **10** francs.

EN VENTE DANS TOUTES LES PHARMACIES

DÉPOT GÉNÉRAL :
Les Établissements Poulenc Frères
92, Rue Vieille-du-Temple, PARIS.

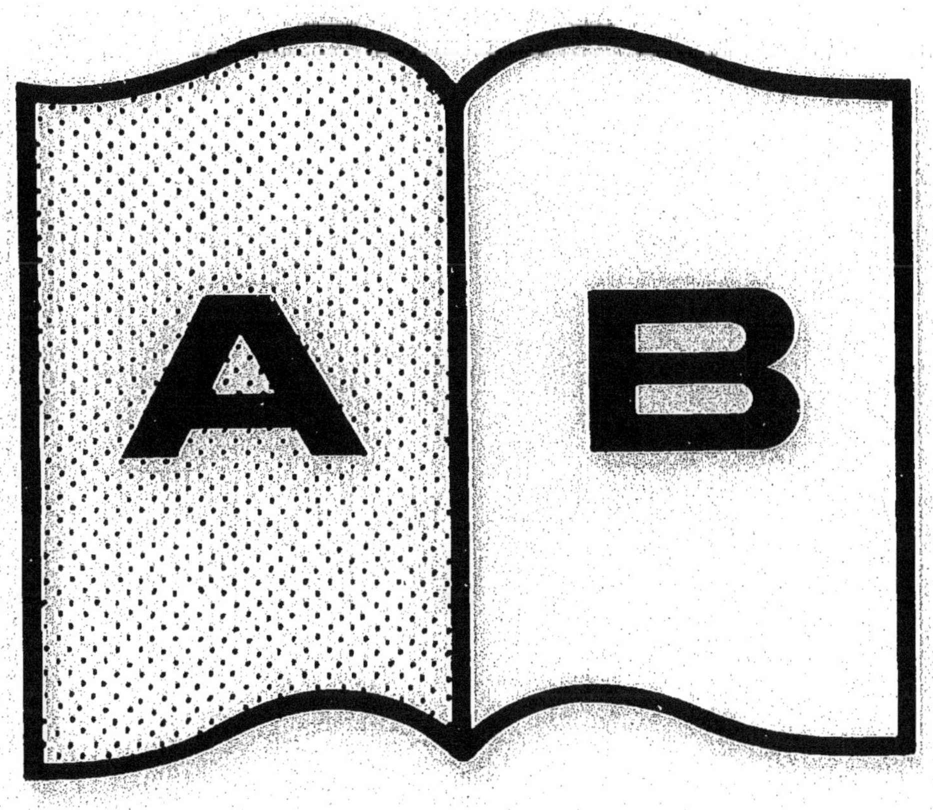

Contraste insuffisant

NF Z 43-120-14